增药品35种。其中有28种见录于前代文献，7种出自当时用的药，如镜头、皮腰带、青纸、吹火筒、铳楗、马鞭、锅盖。

（十一）虫部：《本草纲目》虫部新增药品26种。其中有19种见录于前代文献，7种出自当时用的药，如九香虫、雪蚕、蒸香虫、蛱蝶、蚵蜋、乳虫、青蒿虫。

（十二）鳞部：《本草纲目》鳞部新增药品28种。其中22种见录于前代文献，6种出自当时用的药，如鈎鱼、鳟鱼（赤眼鱼）、竹鱼、鲗鱼、鲞鱼、黄鲴鱼。

（十三）介部：《本草纲目》介部新增药品5种，其中有4种见录于前代文献，1种出自当时用的药。如海燕。

（十四）禽部：《本草纲目》禽部新增药品5种，均见录于前代文献。

（十五）兽部：《本草纲目》兽部新增药品23种，其中有20种见录于前代文献，3种出自当时用的药。如山獭、竹䶉、貂鼠。

（十六）人部：《本草纲目》人部新增药品11种，其中有9种见录于前代文献，2种出自当时用的药。如嬭石、人势。

二、出自前代山经地志的药品

《本草纲目》新增药品，有55种见录于前代山经地志一类的书，按书名计，有34种，兹列举如下：

1．新增药品见录于《山海经》的有：贲龟、珠鳖、䱻、狸狌、㹴牛。

2．新增药品见录于《荀子》的有：鰷鱼。

3．新增药品见录于《吕氏春秋》的有：牦牛、沙棠果。

4．见录于《东方朔别传》的有：蛟龙。

5．见录于《白泽图》的有：彭侯。

6．见录于嵇含《南方草木状》的有：甘薯、海梧子、人面子、千岁子、睡菜。

7．见录于崔豹《古今注》的有：酒杯藤子。

8．见录于干宝《搜神记》的有：治鸟。

9．见录于晋·郭璞赋，有：石蜐。

10．见录于贾思勰《齐民要术》，有：莳子。

11．见录于《唐书》，有：食蛇鼠。

12．见录于段成式《酉阳杂俎》，有：四味果、候骚子、灶马。

13．见录于《天宝遗事》，有：醒醉草。

14．见录于郭义恭《广志》，有：系弥子。

15．见录于范成大《桂海虞衡志》，有：铜鼓草、龙荔、甘剑子、木竹子、椰栗子、罗晃子、鼯鼠。

16．见录于沈莹《临海异物志》，有：杨摇子。

17．见录于《寰宇志》，有：山枣。

18．见录于《潮州志》，有：五子实。

19．见录于《一统志》，有：鳞蛇、鳊鱼。

20．见录于《太和山志》（《武当山志》），有：葛花菜。

21．见录于徐表《南州记》，有：㮈子夫编子。

22．见录于刘欣期《交州记》，有：白缘子。

23．见录于《益州记》，有：天师栗。

24．见录于宋祁《益州方物图》，有：艰支。

25．见录于《金门记》，有：神水。

26．见录于郭宪《洞冥记》，有：马肝石。

27．见录于刘郁《西使记》，有：阿只儿、阿息儿、奴哥撒儿。

28见录于熊太古《冀越集》，有：木狗（云：元世祖有足疾，取木狗皮为袜）。

29．见录于顾玠《海槎录》，有：黄皮果、酸篆。

30．见录于陶九成《辍耕录》，有：蛇角、鲊答〔明嘉靖庚子年（1540）蕲州侯居杀一黄牛得此物，似骨非骨，打破层叠〕、木乃伊。

赵怀舟老师工作笔记1

31. 见录于何薳《春渚纪闻》有：盐[35]龙。

32. 见录于《竺法真登罗山疏》，有：蚺蛇[56]胆。

33. 见录于《月令通纂》，有：节气[57]水。

34. 见录于《韵府》，有：灯盏[58]。

三、出自前代方书的药品

《本草纲目》新增药品有143种，见录于前代方书。按书名记，有57种，兹列举如下：

1. 见录于《注解伤寒论》，有：浆[1]水。

2. 见录于《肘后方》，有：檐溜下泥[2]、鱼鲊、梧桐[3]、蒸饼[4]、柳蓝虫[5]、沙虱[6]、黄颔蛇[7]、黄明胶[8]、白津唾[9]、石芝[10]。

3. 见录于孙思邈《千金方》，有：炭火[11]、白鸶草、书符子[13]、蓝蒗子[14]、头巾[15]、笆[16]篱、连枷关[17]、蓝淀[18]、野马、栿担[19]尖[20]。

4. 见录于《外台秘要》，有：慈[22]鹚[23]、六畜心[24]、[25]头垢。

5. 见录于唐代西道人，有：雷[26]。

6. 见录于刘禹锡《传信方》，有：[28]纸[27]。

7. 见录于《海上方》，有：水蛇[29]。

8. 见录于《海上仙方》，有：鼬鼠[30]。

9. 见录于《圣惠方》，有：洗手足[31]水、树孔中草[32]、棠梨[33]、桩寄生[34]、皮巾子[35]、蒸笼[36]、竹蛀虫[37]、茶蛀虫[38]、天牛[39]、风驴肚内虫[40]、守宫[41]。

10. 见录于《圣济总录》，有：粪坑底[42]泥、粉霜[43]、汤瓶内碱[44]、筈[45]、爼[46]、苍耳蠹虫[47]、鱼子[48]。

11. 见录于《本事方》，有：皂荚[49]蕈。

12. 见录于《济生方》，有狗宝[50]。

13. 见录于《惠济方》，有：迓箕柴[51]。

14. 见录于王璆《百一方》，有：软单布[52]。

15. 见录于《直指方》，有：皮靴[53]。

16. 见录于《和剂局方》，有：地蜈蚣[54]草。

17. 见录于《医说》，有：石斑鱼[55]。

18. 见录于《宣明方》，有：炉甘石[56]、太阳石。

19. 见录于《儒门事亲》，有：环肠[57]草。

20. 见录于《丹溪心法附余》，有：枣[59]猫。

21. 见录于《卫生宝鉴》，有：漏篮[60]子。

22. 见录于《卫生方》，有：水虺[61]。

23. 见录于《卫生易简方》，有：土当[62]归、迎春花、曼陀罗花[63]、益枝草、水银草[64]、天仙莲[65]、双头莲[66]、猪篮子[67]、历日[68]。

24. 见录于《简便单方》，有：糕[69]、欺[70]、棕榈[71]、旋龟壳、钟馗。

25. 见录于《得效方》，有：燕脂[72]、山枇杷叶[73]、木芙蓉[74]、粟芰虫[75]。

26. 见录于《奇效方》，有：透骨草[76]、隔山消[77]。

27. 见录于《医林集要》，有：番红[78]花、天茄蒂。

28. 见录于《集验方》，有：蒽头回[79]。

29. 见录于唐瑶《经验方》，有：蛇眼[80]草。

30. 见录于陈巽《经验方》，有：纤履[81]草。

31. 见录于《古今录验方》，有：漆[82]器、猕猴。

32. 见录于《经验良方》，有：牛脂[83]芳。

33. 见录于《妇人良方》，有：绢[84]。

34. 见录于《生生编》，有：丝瓜[85]、蒻蒻敷、汗衫。

35. 见录于《普济方》，有：赤土[86]、百草霜[87]、锡客脂[88]、朵椒[89]、山薯[90]、鸭脚青、佛掌花[91]、羊茶、秈、牛鼻拳、鲴、枣蒸虫。

赵怀舟老师工作笔记2

36. 见录于谈野翁《试验方》，有：金丝草、月季花、牛虱。[106][107][108]

37. 见录于《如宜方》，有：尿桶。[109]

38. 见录于陆氏《积德堂方》，有：土螫、银朱。[110][111]

39. 见录于刘松石《保寿堂方》，有：白龙须。[112]

39. 见录于臞仙《寿域方》，有：半边莲、鹅项草。[113][114]

41. 见录于《延寿书》，有：鱼枕。[115]

42. 见录于《岣嵝神书》，有：竹虱。[116]

43. 见录于《延年秘录》，有：洗儿汤。[117]

44. 见录于夏子益《奇病方》，有：枸橘。[118]

45. 见录于《集玄方》，有：灯盏油、箅箕舌。[119][120]（与前于红金记重复，见录此处）

46. 见录于《摘玄方》，有：玉簪、凤仙花、蚕茧草、野芋草、山茶、勒鱼。[121][122][123][124][125][126]

47. 见录于戴原礼《证治要诀》，有：剪春罗、蛇鱼草。[127][128]

48. 见录于杨清叟《外科》，有：九龙草。[129]

49. 见录于王执中《资生经》，有：扎耳草。[130]

50. 见录于虞抟《医学正传》，有：铜壶滴漏水、太阳土、郭公刺。[131][132][133]

51. 见录于傅滋《医学集成》，有：瑞香、九里香草。[134][135]

52. 见录于《医方捷径》，有：桐油伞纸。[136]

53. 见录于杨洪《医方摘要》，有：番木鳖、金鱼。[137][138]

54. 见录于吴球《活人心统》，有：磨刀水。[139]

55. 见录于《多能鄙事》，有：龙舌草。[140]

56. 见录于《邓才杂兴》，有：苦荞麦。[141]

57. 见录于《乾坤秘韫》，有：紫花地丁。[142]

四、出自前代本草的药品 切忌

《本草纲目》新增药品有51种见录于前代本草，按书名计有14种。兹列举如下：

1. 见录于《本草经》，有：马簟。

2. 见录于陶弘景《本草经集注》，有：鲩鱼、鳝鱼、鱼鳞。[2][3]

3. 见录于苏恭（即《唐本草》作者苏敬，因避讳改名苏恭），有：黄矾、襄黄、马绊绳、豪猪。[4][5][6][7][8]

4. 见录于《本草拾遗》，有：桑柴火、太阳土、"烧尸场上土"、蚯蚓泥、烟胶、诸铜器、诸铁器、蓝淀、水藻、水松、菰米、楠、冬青、枸骨、纺车弦、缚猪绳、蚊、桂蠹虫、金漆、鱼师、蠵龟、牛黵草、狮、小儿胎尿。[9][10][11][12][13][14][15][16][17][18][19][20][21][22][23][24][25][26][27][28][29][30][31][32][33]

5. 见录于大明《日华子本草》，有：黄花蒿。[34]

6. 见录于苏颂《本草图经》，有：章鱼、鲎鳖。[35][36]

7. 见录于《政和本草》，有：爪甲。[37]

8. 见录于《饮膳正要》，有：烧酒、葡萄酒、巴旦杏、海红、必思答、鸦、黄羊、黄鼠。[38][39][40][41][42][43][44][45]

9. 见录于汪机《木草会编》，有：茉莉。[46] 更

10. 见录于《回辛玉册》，有：水杨梅。[47]

11. 见录于《本草权度》，有：乌爹泥（孩儿茶）。[48]

12. 见录于汪颖《食物本草》，有：稗。[49]

13. 见录于王纶《本草集要》，有：阿芙蓉。[50]

14. 见录于林洪《清供》，有：寒具。[51]

五、出自有名无用的药品 实数20

《本草纲目》新增药品有21种，并无药物主治功用。虽有药物名称，却无药物之

实。

1．方民，是介绍各地人民生活习惯，并无药用。

2．人傀，介绍特异人，亦无药用的意义。

3．诸蛇，介绍11种蛇的情况，未讲到药用。

4．解诸肉毒，介绍诸肉中毒解救法。亦非药物。

5．闾丘、封，无药物功用，仅介绍其情况而已。

6．天蛇、人汗、眼泪等，只提及对人们有害无益，并无药物功用。例如眼泪条云："凡母哭泣眼泪堕入子目，令子伤睛生瞖。"

7．人魄，谓人有魂魄，聚则生，散则死，死则魂升于天，魄降于地。

8．草麻绳索，实为草麻子之误。所引主治功用，乃出自《肘后方》的草麻子泡水病有汋下作用。又《纲目》蓖麻条主治及附方中治水气胀满，与草麻绳索主治内容全同。

9．炭火、芦火、竹火只讲供煎药用，并无治疗功用。

10．艾火、神针火作灸法加热用，并不作药用。

11．砭石、火针作工具用，亦不作药用。

12．人气、病人衣、胆八香皆不作治病用的。胆八香作化妆品用，搽头发，使头发有香气。

(收稿日期：1990年12月24日)

《本草纲目》食疗思想初探

任大伟　林国裕　（河南省许昌市中医院　461000）

闻红霞　　（河南省许昌市公疗医院　461000）

提要　本文探讨了《本草纲目》对食疗理论、食疗药物收载、食疗禁忌等方面的贡献，认为《本草纲目》不但总结了明代以前对食疗的认识，而且完善发展了祖国医学的食疗思想，建立了独特的理论体系，其食疗思想的精髓是"天人合一"的哲学思想，把人体看作自然界的一部分，采用取类比象，同类相补的观点应用食疗。

关键词　本草纲目　李时珍　食疗学

《本草纲目》是明代伟大的医药学家李时珍经历三十年时间编著而成的一部药物学巨著。其对祖国医药学的各个方面均有述及，并有突出贡献。而食疗思想集历代本草及各种食疗本草之大成，不仅是对前世食疗实践和理论的总结，而且有其独特的理论体系。本文将分几方面阐述如下：

一、《本草纲目》食疗思想及理论体系

《本草纲目》[1]从药物作用人体保健

防病、到运用食物治疗疾病均有阐述。强调"毒药攻邪，五谷为养，五果为助，五畜为益，五菜为充，气味合而服之，以补精益气"。又言"五谷为养，五菜为充，所以辅佐谷气，疏通壅滞也……脏腑以通，气血以流，骨正筋柔，腠理以密，可以长久"。言果"熟则可食，干则可脯，丰俭可以济时，疾苦可以备药，以五味、五色应五脏"。又言"麻、木谷而治风，豆、水谷而治水。所谓气和同则相求者如此。牛土畜，乳可以止

赵怀舟老师工作笔记4

《本草纲目》 入门导读

张　恒　　王小芸　主编

山西出版传媒集团　山西科学技术出版社

编委会名单

名誉主编　谭利国

主　　编　张　恒　王小芸

副 主 编　赵怀舟　马祥凯

编　　委　张　俊　张莉惠　孟诺娅　贺毓君　景瑞洁

引 言

　　李时珍（1518—1593）《本草纲目》是中医从业者的必读书目，但此书富达52卷，总凡190万字上下。且所引书目众多，阅读颇为不易。其书卷1~2"历代诸家本草"，介绍包括《本草纲目》在内的明及明以前主要本草42种。辑录有关药物气味阴阳、五味宜忌、标本阴阳、升降浮沉、补泻、引经报使、各种用药禁忌并神农本草经目录、宋本草旧目录等论述。卷3~4为"百病主治药"。卷5~52为各论，收药1897种，附图1110种（其中，第445帧藤黄，有目无图）。虽然总体体例清晰明了，但由于引书八百余家，内容过于庞杂，初学者难免见其书而生望洋之叹。因此，有必要写一部引导读者对《本草纲目》产生兴趣，并渐次深入其中、理解其书的辅导阅读性著作。唯如此，才能使人人读其书，而不至于生出人云亦云之惑。

《〈本草纲目〉入门导读》内容简介

本书主要采撷前人研究成果，以浅显的语言介绍了李时珍其人其书，并对《本草纲目》一书的结构、内容、版本情况略作介绍，以期达到入门导读的作用。本书对李时珍新增374药略作说明，它有可能成为后人研判某书成立时间的参考坐标。书中引录尚志钧先生本草考证处独多，或许不断研习《本草纲目》原文，并时刻温习尚志钧先生的相关论述才是本草入门的捷径。本书可供中医专业学生和传统文化爱好者学习参考。

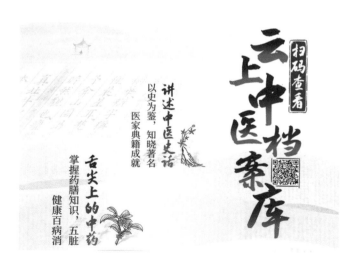

目 录

第 一 章
李时珍其人其书

一、李时珍其人

图1是安徽科学技术出版社出版的《本草纲目金陵初刻本校注》，是《本草纲目》的一个版本。我们就从一本书、一幅图开始走进《本草纲目》吧。（图1）

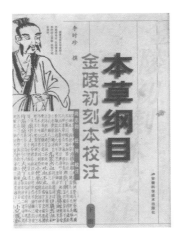

图1 《本草纲目金陵初刻本校注》

我们可以看到，尚志钧、任何两位先生点校的《本草纲目金陵初刻本校注》一书，封面使用了一幅我们并不十分熟悉的李时珍肖像。从目前的研究结论来看，这幅肖像并非最接近李时珍真貌的画像，它极有可能只是后世人们的想象之作，只不过此像出于日本学者之手，并且创作时间要比中国的同类画作早一些。

据考查，这幅李时珍肖像出自日本前富山药学专门学校助教谕、药剂师日野五七郎和一色直太郎合著的《最新和汉药物学正续合编》一书。大约是赵中振先生首先指出此书的李时珍像有道家风貌，他说："主人公发髻高挽，鬓髯浓垂，双目深陷，连手型、坐姿都很似传统道家方士的标准造型。"（文见《大公报》2012年2月27日《潇潇风骨见精神——李时珍像小记》）

李时珍虽然也曾批判腐儒误听、误信的言行，但同时也坚定自己的儒医立场。举例而言，李时珍在《本草纲目·决明》中写道："又刘绩《霏雪录》言：'人家不可种决明，生子多跛。'此迂儒误听之说也，不可信。"刘绩《霏雪录》的原文是："陈白云家篱援间植决明，家人摘以下茶。生三女皆短而跛，而王氏女甥亦跋。予皆识之。又会稽民朱氏一子亦然，其家亦尝种之，悉拔去。"又在《本草纲目·凡例》中说："唐、宋本所无，金、元、我明诸医所用者，增入三十九种。时珍续补三百七十四种。虽曰医家药品，其考释性理，实吾儒格物之学，可裨《尔雅》《诗疏》之缺。"据清初顾景星记载，李时珍晚年曾从其曾大父顾问（日岩）游。顾问《奇经八脉考·序》中说："濒湖世儒，兼以医鸣。"儒家代表人物孔子的服饰观，对后世服饰观念产生巨大影响。古代社会制定有彰明礼法的礼仪制度，李时珍的衣冠应彰显儒家思想。

由此可知，这一图像虽然出现得较早，但是它的可靠性并不高，未被大多数学者所认可。为什么这一图像会出现在尚志钧、任何先生论著的封面上呢？我想主要的原因是《健康报》中李兵同志的一篇文章。其原文如下（相关书影为本书新配）：

李时珍真貌之谜

今年，正值纪念我国伟大医药学家李时珍的巨著《本草纲目》首版400周年。但有谁知，人们现在所熟悉的李时珍画像或雕塑竟非真

"时珍"。

有一幅较为真实的李时珍画像（图2）久湮无闻近半个世纪。近日，北京医科大学医学史研究中心主任、著名医学史学家程之范教授首次揭开此中之谜。

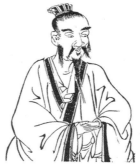

图2　北京医科大学所存李时珍画像

程教授说，这幅重新公开的李时珍画像，现尚见于我国二十世纪30年代医史名家王吉民、伍连德合著的《中国医史》（1943年英文版《History of Chinese Medicine》）一书（图3、图4）。日本二十世纪20年代出版的《和汉药物学》中亦刊用此图。此像是迄今所知最早的李时珍画像。

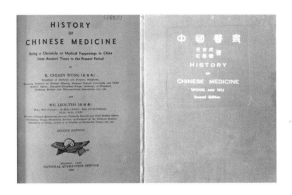

图3　《中国医史》封面图，1936年版

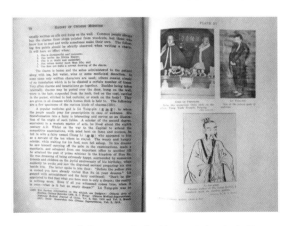

图4　《中国医史》第78页李时珍像

但自二十世纪50年代初至今，无论国内国外，凡采用李时珍形貌的作品，如学术刊物、邮票及影视人物等，都取自我国当代著名画家蒋兆和先生创作的艺术作品。（图5）

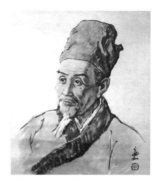

图5　蒋兆和先生所绘李时珍画像

　　为什么极可能为李时珍真貌的画像未为人知，而蒋兆和的艺术作品却成了李时珍的"标准像"呢？程教授在向记者释疑时颇多感慨："那是1953年春末，我在报上看到一则消息——苏联莫斯科大学新校舍落成，其走廊两册镶嵌有世界著名科学家的大理石像，其中有中国医药学家李时珍和数学家祖冲之。我当即发现其李时珍像与北京医学院所存李时珍像不同。于是，我与当时医史学科主任李涛教授相议，去函询问。不久，莫斯科大学回函称，此像为中国科学院郭沫若院长提供。翌日，李涛教授即令我赴郭老办公室拜询，不巧郭老出差，郭老的秘书长听后，告我此像之情，并提出两点意见：一，当时莫斯科大学急于要李时珍像，而科学院无存，故由郭老提供明代服饰样品及有关资料，请蒋兆和先生创作此画像。二，北京医学院所存李时珍画像请封存，不要再公开，此事希望保密。"

由此，李时珍真貌画像一"封"就是四十余年。

"那么现在披露的这幅画像的可信度如何呢？"记者问。程教授回答论据严谨，他指出："尽管至今此画像原作未见，但据有关资料佐证，确可能为最接近李时珍原貌之像。"

首先，此像绘制至迟不晚于明末清初。李时珍1593年谢世，其《本草纲目》1594年在金陵刊印完成，其子曾送明皇帝钦览，故保存李时珍真貌画像极有可能。

其二，目前所知李时珍像貌除此图外，唯见王世贞的文字描述。王世贞为明朝著名文史学者，曾任刑部尚书，与李时珍时有相交。他在1590年为《本草纲目》作序曰："予窥其人，晬然貌也，癯然身也，津津然谭议也，真北斗以南第一人，解其装，无长物，有《本草纲目》数十卷。"文见其人：李时珍面色润圆，身材清瘦，论辩精健，一位博学而清贫的学者形貌栩栩如生。

其三，此图提供者是以研究中国医药史著称的英国学者伊博恩。他毕业于英国伦敦大学药学院，22岁到中国，曾执教于北京协和医院，后任上海雷士德医学研究院院长，及中华医学会执行委员会副主席。伊博恩与中国医史学者在二十世纪30年代共倡组建中华医史学会，并任学会秘书等职，1949年病殁于上海。伊博恩对中国医药研究颇深，曾翻译《本草纲目》节本多种，最为忠实，闻名于世。依此，伊博恩先生提供的李时珍画像是可以信赖的。

最后，程教授拿着李时珍真貌画像慨然说："知此事前辈早已作古，我现年逾古稀，是唯一知此事详情者，理当将事实公之于众，实事求是，且可告慰古人，了我心愿。"

我们不对上述图像做过多评价，只是希望从这里起步，让大家熟悉李时珍其人、其书。

张慧剑（1904—1970），安徽石埭（今石台县）人，于1954年编著《李时珍》一书（图6）。张慧剑为了写好此书亲自走访了李时珍的家乡蕲州，查勘了李时珍的故居遗址，抄录了一些墓志碑文，还从当地的民间传说中收集了若干材料。

他发现了李时珍的墓碑，该墓碑的落款是"万历癸巳中秋吉立"，即万历二十一年（1593）（图7）。所以，在研究李时珍的历史上，张慧剑的实地考察是一个很大的突破。他第一次将李时珍的生年定在明正德十三年（1518），卒年定在明万历二十一年（1593）。1957年，上海电影制片厂出品了《李时珍》的电影故事片，该片由张慧剑编剧，沈浮导演，赵丹饰演李时珍。

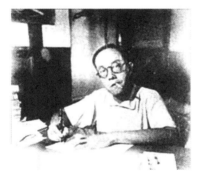 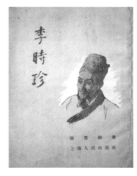

图6　张慧剑和他所编著的《李时珍》
（该书于1954年9月，上海人民出版社出版）

万历癸巳中秋吉
文林郎显考李公濒湖
明敕封　　　　　墓
孺　人显妣李门吴氏
元
男李建中立
方

(1)此碑今存湖北省蕲春李时珍墓文物保管所。

隆庆壬申十二月庚申日立石
先考太医院莲幕李公月池
之墓
先妣李门张氏德恭老夫人
长男李果珍次男李时珍奉祀

(2)此碑今存湖北省蕲春县李时珍墓文物保管所。

图7　李言闻、李时珍墓碑文字

二、李时珍其书

《本草纲目》是李时珍最有名的著作，该书始于嘉靖三十一年壬子（1552年，时珍35岁），终于万历戊寅（1578年，时珍61岁）。历时27年，参阅古籍800多种，三易其稿而成。万历八年庚辰重九日（1580年10月17日，时珍63岁），李时珍曾去太仓向王凤洲求序。万历十八年庚寅（1590年，时珍73岁），王世贞为《本草纲目》作序。《本草纲目》于1596年（李时珍逝世3年）出版，由南京胡承龙刻印。

李时珍除《本草纲目》外还有其他著作，如顾景星（1621—1687）《白茅堂集·李时珍传》著录时珍著作8种，《明史·艺文志》著录有3种，近年来发现其抄本1种。

（一）《奇经八脉考》

成书于1572年（时珍55岁）以前。书首有两篇介绍文。

①题奇经八脉考。署：隆庆壬申（1572）中秋日道南吴哲拜题。

②奇经八脉考引。署：明万历丁丑（1577）

小暑日同里日岩顾问顿首书。

全书开头为总说，解释奇经概念。谓奇经八脉之名出于《难经》，而其论源于《素问》，由于奇经八脉不拘制于十二正经，无表里配合，故谓之奇经，是无络属脏腑的经脉，有承受、调节十二正经及其别络流溢经气的作用。李氏比喻说："盖正经犹夫沟渠，奇经犹夫湖泽。正经之脉隆盛，则溢于奇经。"

总论之下，即是八脉各论。全书对八脉（阴维脉、阳维脉、阴跷脉、阳跷脉、冲脉、任脉、督脉、带脉）都做了简要的介绍。即每一条脉先罗列各书所载有关该条脉的资料，然后再详述该条脉的所主病证，最后论述气口九道脉。书末附有《音义》，对八脉中所涉及的一些相关名词中的字，予以注音和释义。

《白茅堂集》《明史·艺文志》均著录此书。

1603年江西本《本草纲目》刻印时，由张鼎思将《奇经八脉考》同《濒湖脉学》附刊在《本草纲目》之后。

张鼎思在明万历三十一年癸卯（1603）刻《本草纲目》附刊此书时，并撰有"重刻脉学奇经八脉序"。序云："余奉中丞夏公（良心）教，即刻《本草纲目》矣，临川令袁君（世振）与李君时珍乡人也，复取其《脉学》与《奇经八脉考》示余……因并刻附于《本草》之后，癸卯（1603）秋七月上浣长洲张鼎思书。"

（二）《濒湖脉学》

该书是李时珍47岁时撰于明嘉靖甲子（1564）上元日，书于濒湖薖所馆（"薖"音科，宽敞的意思。是李时珍在蕲州东门外雨湖北岸红花园外建的新居室，题名"薖所馆"）。

该书开头有一短序云："宋有俗子，杜撰《脉诀》，鄙陋纰缪，医学习诵，以为权舆。……先考月池翁，著《四诊发明》八卷，皆精诣奥室，浅学未能窥造，珍因撮粹撷华，僭撰此书以便习读。"

全书将脉分为27种：浮、沉、迟、数、滑、涩、虚、实、长、短、洪、微、紧、缓、芤、弦、革、牢、濡、弱、散、细、伏、动、促、结、代，并著有27种不同的脉象、相似脉象的鉴别以及主病等有关内容。

每种脉分四点介绍：

1．介绍该脉的概念：引用经典文献对该脉状况的描述，并用小字做注解。

2．体状诗：把该脉形体和状况用七言诗句概括。

3．相类诗：把与该脉相类似的脉亦用七言诗句概括，并用双行小字注释。

4．主病诗：把该脉所主的病证用七言诗句概括，亦用双行小字注释。

由于《濒湖脉学》的实用性，有人将其七言诗改为四言诗，取名为《濒湖脉学诗四言举要便读》，适合中医学徒诵读。亦有人把《濒湖脉学》加以纂要和阐发。编成《李濒湖氏时珍脉诗》，适合医家阅读。

（三）《脉诀考证》

全书讲四个问题：1．脉诀非叔和书；2．七表八里九道之非；3．男女脉位；4．脏腑部位。书中并辨明《脉诀》中一些伪误。张鼎思《重刻脉学奇经八脉序》云："脉学者，专辩《脉诀》之误也。"

《四库全书总目》《郑堂读书记》的濒湖脉

学条，谓《脉诀考证》是为《脉诀》辨伪而作。

在《脉诀考证》篇末，提到李时珍著有《命门考》《命门三焦客难》二说，凡二千余言。

（四）《命门考》及《命门三焦客难》

见《脉诀考证》《白茅堂集》《李时珍传》记载。

（五）《五脏图论》

见《白茅堂集》《李时珍传》记载。

（六）《濒湖集简方》

此书今无单行本，唯《本草纲目》各卷附方援引。《本草纲目》有156味药的附方引有《濒湖集简方》。其中矿物药24味，植物药111味，动物药21味。植物药中包括纸、墨、百草霜、百草煎、漆器等植物加工品。

各药附方中所引方数不等。一般一味药引一方，也有一药引数方。如滑石、吴茱萸等药引2方，芫花、泽兰、大黄等药引3方。石胡荽引4方，三七引6方。总计156味药附方中所引方数为208方。尚志钧曾在1977—1981年人民卫生出版校点本《本草纲目》中，将此208方录出，并按内科、外科、妇产科、儿科、五官科、解毒及药酒膏药方分为六类。计内科77方，外科57方，其中治疮疡肿毒40方，治外伤及虫兽伤17方，妇产科17方（其中治妇科病9方，治产科病8方），儿科9方，五官科32方，解毒及药酒膏药16方。

《本草纲目》各药附方专目下，所引《濒湖集简方》，多数标注"集简"二字，少数标注"濒湖集简方"，个别的标注"濒湖"，或标注"李时珍濒湖集简方"。

《濒湖集简方》的方子，都符合简、便、廉、效的要求。例如："肛门肿痛：马齿苋叶、三叶酸草等分，煎汤熏洗，一日二次，有效。""妇人阴痒：蛇床子一两，白矾二钱，煎汤频洗。"皆是如此。

（七）《濒湖医案》

见《本草纲目》引据古今医家书目，《李时珍传》及《本草纲目》五倍子条引有此书名。

《本草纲目》卷39五倍子条下有百药煎（由五倍子制成）附方云："定嗽化痰：百药煎、片黄芩、橘红、甘草各等分，共为细末，蒸饼丸绿

豆大。时时干咽数丸佳。"（《濒湖医案》）

（八）《蕲蛇传》

见上海人民出版社出版的《李时珍与本草纲目》。

（九）《人傀论》

总论据《本草纲目》"人傀"条文抄出，分证论治内容是后人从《本草纲目》中有关妇科资料汇编而成；种子部分内容为抄录者所添加。中华医学会上海分会图书馆藏有旧抄本。吴佐忻指出：此书"人"字残缺，仅剩捺笔的下半部分，收藏者臆断为"天"字，长期以来书名被错误著录为《天傀论》。

（十）《蔼所馆诗》及《诗话》

见《李时珍传》。

（十一）《李濒湖抄医书》

《明代名人传·李时珍》（英文版）中记载："在十八世纪收集的医药书手抄本中，有《李濒湖抄医书》四册，现保存在中国台北'中央图书馆'中。"上海中医药大学吴佐忻对此有所考证，他撰文指出："《李濒湖抄医书》含有《濒湖脉学》（是七言歌诀部分，末附《四言举要》和《脉诀考证》）、《百病论》《病机赋·杂病赋》《病机抄略》《珍珠囊药性赋》和《药性赋》六种医书。每半页10行，每行23字。它除钤有'国立中央图书馆收藏'朱文长方印外，在《濒湖脉学》首页还见有'南雅堂'朱文长方印。书末'陈念祖跋'全文为：'昔在都市，以重金购得李时珍墨迹。此书计六种，世无传本，阅之明而又切。我子孙未可轻视，永远保之。嘉庆九年甲子人日，陈念祖题于南雅堂。'文后钤有'陈念祖印'白文方印和'修园'朱文方印。嘉庆九年即公元1804年，人日即农历正月初七日。"

陈念祖（1753—1823），字修园，一字良有，号慎修，清代著名医学家。应当注意他对《本草纲目》是持有批评态度的。陈念祖在《神农本草经读·凡例》中说："药性始于神农。用药者不读《本草经》，如士子进场作制艺，不知题目出于四子书也。渠辈亦云药性，大抵系《珍珠囊药性赋》《本草备药》及李时珍《本草纲目》之类，杂收众说，经旨反为其所掩，尚可云《本草》耶？"当然有清一代，指斥《本草纲目》者非止一家，但并非主流。

此外，在李时珍家乡出土了一些李时珍的著作。据1981年11月《新华文摘》报道："同李时珍有关的一批珍贵文物最近在他的故乡——湖北蕲春被发现，重要的有李时珍所著《痘科》书一套三本，系一百多年前的木版本；刻有李时珍写的中药炮制理论著作的石碑一块；明代皇帝赐封李时珍'太医院郎中'称号的石碑一块；刻有李时珍全家历史简传的石碑一块；李时珍生前打水煎药的'明月太清池'古井一口等。"

三、《本草纲目》的前世今生

明代李时珍所著《本草纲目》是以宋代唐慎微《证类本草》为蓝本著成的。

唐慎微《证类本草》共有四类系列版本。一是《大观本草》系统，二是《政和本草》系统，三是《大全本草》系统，四是《绍兴本草》系统。在四类系统版本中，以《政和本草》系统流行最广。《政和本草》系统版本，又可分为两种系列本。一是明成化四年（1468）以前的《政和本草》刊本，为一种系列本。二是明成化四年以后的《政和本草》刊本为另一种系列本。1957年人民卫生出版社影印的《政和本草》即属前者。1921—1936年商务印书馆影印的《政和本草》，即属后者。这两种《政和本草》，大体相同，但细节出入很大，根据它们之间的差异，可以看出，明代李时珍在著《本草纲目》时，所参考的《政和本草》是后者，而不是前者。

关于《本草纲目》与《证类本草》的关系，中医文献学者已经进行了深入的研究，兹不赘述。此处仅介绍若干影响深远、方便易得的《本草纲目》版本，为初窥其门的学者提供最为方便的选择。

1．刘衡如校点本《本草纲目》

人民卫生出版社于1975年至1981年，分4册，陆续出齐的刘衡如（1900—1987）校点本《本草纲目》，校注绵密，质量上乘。此书采用了新式标点（由于难度较大，并未标注书名号）、竖排简体的排版方式。为了适应不同的阅读群体，刊印了大小两种版式的本子。其中，大字本后期曾有装订作上、下两巨册者。由于客观条件所限，彼时校点采用刊印较早的1603年（明万历三十一年）江西本为底本（当时无首刻金陵本可据，直到校点后期才得见金陵本）。由于时代限制，这个本子对于个别少数民族族民、地名、番国名称有一定程度的改写。此书由刘衡如花费近10年的时间和精力完成（其子刘山永协助工作）。笔者曾与刘山永先生有书信往还，得知书籍印成之后作者曾给出一个勘误表和药名索引，但最终未能印行。留下一些校勘遗憾。这些遗憾由其子刘山永予以解决，这就是署名刘衡如、刘山永校注的新校注本《本草纲目》。

2. 刘衡如、刘山永新校注本《本草纲目》

华夏出版社于1998年10月出版新校注本《本草纲目》。此书系当代《本草纲目》研究的佼佼者刘衡如、刘山永父子用20多年精力完成的。校者以国内仅存的两种金陵本为主副底本，以3种江西本、9种明清版本为参校本，对李时珍引用过的书籍，约有400种都以现存最佳版本仔细核校，仅《证类本草》即在通览几十个版本的基础上选出历代15个版本为参校本。在最大限度地恢复《本草纲目》原著原义的同时，又极其谨慎地纠正了一些讹误。有以下四大特点：①校注者最具权威性。②使用版本最多。③文字最准确。④包罗内容最丰富。此书分上、下两册装订，也有16开和32开两种版式，内容采用简体、横排、双栏的版式。新校注本《本草纲目》每隔一段时间就有局部的修改再版，现在可以见到2013年的第5版。

3. 尚志钧、任何《〈本草纲目〉金陵初刻本校注》

安徽科学技术出版社2001年6月出版《〈本草纲目〉金陵初刻本校注》一书。此亦《本草纲目》的全校全注本，本书书末附录《本草纲目》研究论文19篇。这19篇学术论文考证周全，学术水准较高。其具体细目如下：《本草纲目》版本源流综述；《本草纲目》新增药品出处分析；《本草纲目》参考成化《政和本草》系列本考证；《本草纲目》"七情畏恶"所注文献出处探讨；金陵版《本草纲目》所注"十剂"出处辨疑；《本草纲目》卷二所载本经目录中有关药物合并分条的探讨；《本草纲目》"甘家白药"条文错简析；《本草纲目》断句失误二则；《本草纲目》"草麻绳索"考释；《本草纲目》中《本草经》文考异；《本草纲目》引《本草经》文化裁举例；《本草纲目》标注其他资料为《本草经》文的考订；《本草纲目》注其他资料为《别录》文考订；《本草纲目》引《肘后方》文疑义析；《本草纲目》误陶隐居序为《别录》；《本草纲目》误"唐本余"为"唐本草"考订；《本草纲目》误注徐之才为陈藏器考订；金陵版《本草纲目》引《孟诜食疗本草》误注例；金陵版《本草纲目》引《日华子本草》误注例。正如书名所示，本书正文的校注底本是《本草纲目》的首刻金陵本。据笔者粗略观察，本书的药图有可能是在刘衡如校点本基础上加工而成，而非真正的金陵版。

4. 刘衡如、刘山永、钱超尘、郑金生《〈本草纲目〉研究》

华夏出版社于2009年1月出版《〈本草纲目〉研究》一书，此书由刘衡如、刘山永、钱超尘、郑金生四位先生合作完成。此书除全面保留新校注本《本草纲目》的全部内容而外，还增附郑金生"走进中医药的'金谷园'——《本草纲目》导读"；郑金生"李时珍与《本草纲目》研究源流评述"；钱超尘"本草训诂"等重要研究、综述性文献。

5．郑金生、张志斌主编《本草纲目引文溯源》

科学出版社、龙门书局2019年4月出版了《本草纲目引文溯源》一书，此书系郑金生、张志斌编著而成。此书体例极为特殊，它在尽力保存《本草纲目》原貌之真的前提下，注文（随文见注）则全面追溯《本草纲目》引文来源（注明原书名、卷次、篇目），并摘录相对应的原文，以存原文之真。本书是当今《本草纲目》家族后续著作中唯一能同时展示引文与原文的新作，可供读者直接窥知李时珍所引资料的原貌。全书内容厚富，分四大册出版。书后附"参考文献"，实为四个表。表1历代诸家本草（A01-A42）；表2引据古今医家书目（B1-B361）；表3引据古今经史百家书目（C362-C952）；表4原书目之外所参文献（D1-D85）。

四、如何学习《本草纲目》

要想读懂《本草纲目》抑或是任何一部书的内容，在关注内容之外还要具备一些基本方法。此处介绍两种方法：一种是通用的方法，就是不论《本草纲目》还是《伤寒论》《金匮要略》等其他医书都适用的方法；一种是具体用于学习《本草纲目》一书的方法。

通用的方法：

（1）读序言、凡例。

（2）试着了解全书的体例。

（3）试着回答它从哪里来、又到哪里去。

事实上，通用的方法涉及的内容无非是《本草纲目》的内容、作用和影响。它可以小到具体药物使用经验的总结和创新，也可以大到文化现象历史经纬的梳理和温习。对于一部篇帙巨大、内容丰富的古书来说，视野越高远，结论越精确。

具体的方法：

（1）应当至少拥有一部自己的《本草纲目》，最好是可以用来标注的《本草纲目》。借来的书不应当胡写乱画。

（2）给你的这部《本草纲目》标上序号。《本草纲目》总凡1897味药，建议从0001雨水至1897人傀都标上序号。《本草纲目》总凡1110幅药图，如果有精力也请逐一标上序号。据最新统计，《本草纲目》的附方是10555首，此条数太多，不需加标序号。

（3）如果经济条件允许，应该拥有一部《说文解字》。《说文解字》版本也很多，为了自己使用方便，建议也给你的《说文解字》加上序号。遇到《本草纲目》中不懂的字，要去查《说文解字》。

（4）要了解《本草纲目》，可以从专家学者身上寻求帮助，他们的著作或文章可以参看。这些学者的名字应该记住：刘衡如、刘山永、尚志钧、谢宗万、钱超尘、宋光锐、郑金生、王家葵、吴佐忻等。如果嫌这个名单长，那么记住3个人——刘衡如、尚志钧、郑金生，这三位学者的书著、文章可读性最强。

（5）如果硬着头皮也读不下去某个本子的《本草纲目》，可以再买一部《本草纲目》。当然最好是另一个版本的《本草纲目》，两个本子对着读。试着发现它们的异同与优劣。

（6）《本草纲目》卷一"引据古今医家书目"（1～361）"引据古今经史百家书目"（362～952）。另外，开篇为《历代诸家本草》42种，从《神农本草经》到《本草纲目》共42种。952+42=994种，除去《本草纲目》自身是993种书，可以试着从这993种书中选取一种与《本草纲目》对比来看，看李时珍是如何使用这些参考文献的。

（7）《本草纲目》卷三、卷四是"百病主治"的内容，这部分内容李时珍是先把全书正文写好之后，又从主治、附方、发明等处重新提炼、萃取而来。所以，学习过程中可以循着李时珍的著书思路，前后联系学习。《本草纲目》"百病主治"以病为纲，以药为目的再次整理，是对临床工作的直接助力。

第 二 章

《本草纲目》的结构和内容

前文中我们已经指出宋代唐慎微的《证类本草》是李时珍编撰《本草纲目》的蓝本和核心资料来源。《证类本草》传承了千余年来形成的本草编纂规矩，每一味药物之下的所有资料，都按照它出现的时代先后为序，一层层地叠加起来，井然有序。这样的编纂方法明显是受了儒家注经的影响，刻意保持"经文"的权威和起始地位。

《本草纲目》源于《证类本草》，但它与《证类本草》的区别又是巨大的，所以想深入搞懂《本草纲目》的结构和内容，就要首先了解《证类本草》的结构与内容。

一、《证类本草》的结构和内容

文字部分首先是黑底白字的大字药名及内容，非常显目。这就是最早的《神农本草经》

（后文简称《本经》）的内容。在《本经》大字中，又夹了一些白底黑字大字，这是《名医别录》的内容。其后的小字内容，为后世本草学家所增补。每一家补注的内容前，都冠以特定的文字标志。这些药学内容均按出现的时代顺序排列，只有《本草图经》的药图被置于文字之前。（图8）

黑底白字大字为《神农本草经》文；

白底黑字大字为《名医别录》文；

"陶隐居云"下的文字为《本草经集注》文；

"唐本注云"下的文字为《新修本草》文；

"今按"（或今注）下的文字为《开宝本草》文；

"臣禹锡等谨按"下的文字为《嘉祐本草》文；

"图经曰"下的文字及药图属于《本草图经》；

墨盖子（▬）之下的文字为唐慎微《证类本草》所补辑。

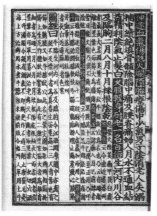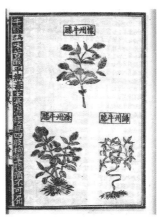

图8 1921—1927年商务印书馆影印本
《证类本草》书影

可以这么说，《证类本草》的每一味药的具体内容就是各书信息层层叠加，包裹而成。

《四库全书》本《证类本草》取消了黑底白字等标志，阅读起来顺畅许多，但同时也丢失了一些基本信息。（图9）

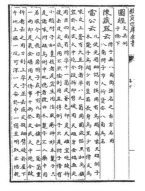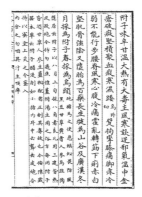

图9 四库本《证类本草》书影

　　《证类本草》的每一味药，在突出《本经》项目的同时，有自己的体例和格局。如果说《本经》《别录》是经，则后世续入《本草》为纬；如果说唐慎微墨盖子之前的内容为体，则唐慎微补辑之方、文为用。只不过，小心翼翼地尽量不破坏原始文献格局的做法，尊重了原始文献，它使得千余年的本草发展脉络纹丝不乱，承继有序，却同时带来了不利检索的弊端。正如郑金生先生总结的："如果读者需要从某一药条中寻找某一方面的资料，例如药物的功效主治，则必须将该药从头读到尾，才能找到所要的东西。"

　　《证类本草》从整体来看也是有部类格局的，《证类本草》全书30卷，1748味药被分作玉石、草、木、人、兽、禽、虫鱼、果、米谷、菜十个部。在药物种数相对较少的情况下这样粗线条的分类法勉强够用，但药物总数已到1748种的情况下十部的划分显得有些局促了。再者每一部下的药物排列，也不容易看出其规律性，换言之，相邻药物间似乎没有特别的关系。这种排列方法，或许更忠实地体现了某些历史文献的初貌。但的确是不利于检索、学习的。

　　大体熟悉了《证类本草》的格局，再看《本

草纲目》就会发现其变异之大，乍看起来远超其同时代医家的思想。它彻底解决了《证类本草》从部类设计到药物介绍这两个层次上层层包裹、前后叠加带来的不便阅读的种种弊端。明白了这一点，《本草纲目》就容易看得懂了。事实上，李时珍用"纲举目张"的办法解决了上述难题。

二、《本草纲目》的结构和内容

（一）《本草纲目》的历代诸家本草

《本草纲目》卷一第一部分内容"历代诸家本草"，对《本草纲目》和《本草纲目》之前的主流本草有所介绍。总凡42部《本草》学著作，李时珍做了着重介绍。

（1）《神农本草经》〔掌禹锡曰〕旧说《本草经》三卷，神农所作，而不经见，《汉书·艺文志》亦无录焉。《汉·平帝纪》云："元始五年，举天下通知方术本草者，所在轺传遣诣京师。"《楼护传》称："护少诵医经、本草、方术数十万言。"本草之名盖见于此。唐·李世勣等以梁《七录》载《神农本草》三卷，推以为始。又疑所载郡县有后汉地名，似张机、华佗辈所为，皆不然也。按《淮南子》云："神农尝百草之滋味，一日而遇七十二毒。由是医方兴焉。"盖上世未著文字，师学相传，谓之本草。两汉以来，名医益众，张、华辈始因古学附以新说，通为编述，本草由是见于经录也。〔寇宗奭曰〕《汉书》虽言本草，不能断自何代而作。《世本》《淮南子》虽言神农尝百草以和药，亦无本草之名。唯《帝王世纪》云："黄帝使岐伯尝味草木，定《本草经》，造医方以疗众疾。乃知本草之名，自黄帝始。"盖上古圣贤，具生知之智，故能辨天下品物之性味，合世人疾病之所宜。后世贤智之士，从而和之，又增其品焉。〔韩保昇曰〕药有玉石、草、木、虫、兽，而云本草者，为诸药中草类最多也。

（2）《名医别录》〔李时珍曰〕《神农本草》药分三品，计三百六十五种，以应周天之数。梁·陶弘景复增汉、魏以下名医所用药三百六十五种，谓之《名医别录》。凡七卷，首叙药性之源，论病名之诊；次分玉石一品，草一品，木一品，果菜一品，米食一品，有名未用三品。以朱书《神农》，墨书《别录》，进上梁武帝。弘景，字通明，宋末为诸王侍读，归隐勾曲山，号华阳隐居，武帝每咨访之，年八十五卒，谥贞白先生。其书颇有裨补，亦多谬误。〔弘景自序曰〕隐居先生在乎茅山之上，以吐纳余暇，游意方技，览《本草》药性，以为尽圣人之心，故撰而论之。旧称《神农本经》，予以为信然。昔神农氏之王天下也，画八卦以通鬼神之情，造耕种以省杀生之弊，宣药疗疾以拯夭伤之命。此三道者，历众圣而滋彰。文王、孔子象、象、繇、辞，幽赞人天。后稷、伊尹，播厥百谷，惠被群生。岐、黄、彭、扁，振扬辅导，恩流含气。岁踰三千，民到于今赖之。但轩辕以前，文字未传。药性所主，当以识识相因，不尔何由得闻。至于桐、雷，乃著在编简。此书应与《素问》同类，但后人多更修饬之尔。秦皇所焚，医方、卜术不预，故犹得全录。而遭汉献迁徙，晋怀奔迸，文籍焚靡，十不遗一。今之所存，有此三卷。其所出郡县乃后汉时制，疑仲景、元化等所记。又有《桐君采药录》，说其花叶形色。《药对》四卷，论其佐使相须。魏、晋以来，吴普、李当之等更复损益。或五百九十五，或四百四十一，或三百一十九。或三品混糅，冷热舛错，草石不分，虫兽无辨。且所主治，互有得失。医家不能备见，则智识有浅深。今辄苞综诸经，研括烦省。以《神农本经》三品合三百六十五为主，又进名医副品亦三百六十五，合七百三十种。精粗皆取，无复遗落，分别科条，区畛物类，兼注諸时用土地所出，及仙经道术所须，并此序录合为七卷。虽未足追踵前良，盖亦一家撰制，吾去世之后，可贻诸知音尔。

（3）《桐君采药录》〔时珍曰〕桐君，黄帝时臣也。书凡二卷，纪其花叶形色，今已不传。后人又有《四时采药》《太常采药时月》等书。

（4）《雷公药对》〔禹锡曰〕北齐徐之才撰。以众药名品、君臣佐使、性毒相反及所主疾病，分类记之，凡二卷。〔时珍曰〕陶氏前已有此书，《吴氏本草》所引雷公是也。盖黄帝时雷公所著，之才增饬之尔。之才丹阳人，博识善医，历事北齐诸帝得宠，仕终尚书左仆射，年八十卒，赠司徒，封西阳郡王，谥文明。《北史》有传。

（5）《李氏药录》〔保昇曰〕魏·李当之，华佗弟子。修《神农本草》三卷，而世少行。〔时珍曰〕其书散见吴氏、陶氏《本草》中，颇有发明。

（6）《吴氏本草》〔保昇曰〕魏·吴普，广陵人，华佗弟子。凡一卷。〔时珍曰〕其书分记神农、黄帝、岐伯、桐君、雷公、扁鹊、华佗、李氏所说性味甚详，今亦失传。

（7）《雷公炮炙论》〔时珍曰〕刘宋时雷敩所著，非黄帝时雷公也。自称内究守国安正公，或是官名也。胡洽居士重加定述。药凡三百种，为上、中、下三卷。其性味、炮炙、熬煮、修事之法多古奥，文亦古质，别是一家，多本于乾宁晏先生。其首序论述物理，亦甚幽玄，录载于后。乾宁先生名晏封，著《制伏草石论》六卷，盖丹石家书也。

（8）《唐本草》〔时珍曰〕唐高宗命司空英国公李勣等修陶隐居所注《神农本草经》增为七卷。世谓之《英公唐本草》，颇有增益。显庆中右监门长史苏恭重加订注，表请修定。帝复命太尉赵国公长孙无忌等二十二人与恭详定。增药一百一十四种，分为玉石、草、木、人、兽、禽、虫鱼、果、米谷、菜、有名未用十一部，凡二十卷，目录一卷，别为药图二十五卷，图经七卷，共五十三卷。世谓之《唐新本草》。苏恭所释虽明，亦多驳误。礼部郎中孔志约《序》

曰：天地之大德曰生，运阴阳以播物；含灵之所保曰命，资亭育以尽年。蛰穴栖巢，感物之情盖寡；范金揉木，逐欲之道方滋。而五味或爽，时昧甘辛之节；六气斯沴，易愆寒燠之宜。中外交侵，形神分战。饮食伺衅，成肠胃之眚；风湿候隙，构手足之灾。机缠肤腠，莫之救止；渐固膏肓，期于夭折。暨炎晖纪物，识药石之功；云瑞名官，穷诊候之术。草木咸得其性，鬼神无所遁情。刿麝剚犀，驱泄邪恶；飞丹炼石，引纳清和。大庇苍生，普济黔首；功侔造化，恩迈裁成。日用不知，于今是赖。岐、和、彭、缓，腾绝轨于前；李、华、张、吴，振英声于后。昔秦政煨燔，兹经不预；永嘉丧乱，斯道尚存。梁·陶弘景雅好摄生，研精药术。以为《本草经》者，神农之所作，不刊之书也。惜其年代浸远，简编残蠹，与桐、雷众记，颇或踌驳。兴言撰缉，勒成一家。亦以珇琢经方，润色医业。然而时钟鼎峙，闻见阙于殊方；事非佥议，诠释拘于独学。至如重建平之防己，弃槐里之半夏。秋采榆仁，冬收云实。谬粱米之黄白，混荆子之牡蔓。异蘩缕于鸡肠，合由跋于鸢尾。防葵、狼毒，妄曰同根；钩吻、黄精，引为连类。铅锡莫

辨，橙柚不分。凡此比例，盖亦多矣。自时厥
后，以迄于今。虽方技分镳，名医继轨，更相祖
述，罕能厘正。乃复采杜衡于及己，求忍冬于络
石。舍陟厘而取荓藤，退飞廉而用马蓟。承疑行
妄，曾无有觉。疾瘵多殆，良深慨叹。既而朝议
郎行右监门府长史骑都尉臣苏恭，摭陶氏之乖
违，辨俗用之纰紊。遂表请修定，深副圣怀。乃
诏太尉扬州都督监修国史上柱国赵国公臣无忌、
大中大夫行尚药奉御臣许孝崇等二十二人，与苏
恭详撰。窃以动植形生，因方舛性；春秋节变，
感气殊功。离其本土，则质同而效异；乖于采
摘，乃物是而时非。名实既爽，寒温多谬。用之
凡庶，其欺已甚；施之君父，逆莫大焉。于是上
禀神规，下询众议；普颁天下，营求药物。羽毛
鳞介，无远不臻；根茎花实，有名咸萃。遂乃详
探秘要，博综方术。《本经》虽缺，有验必书；
《别录》虽存，无稽必正。考其同异，择其去
取。铅翰昭章，定群言之得失；丹青绮焕，备庶
物之形容。撰《本草》并《图经》《目录》等，
凡成五十四卷。庶以网罗今古，开涤耳目。尽医
方之妙极，拯生灵之性命。传万祀而无昧，悬百
王而不朽。

（9）《**药总诀**》〔禹锡曰〕梁·陶隐居撰，凡二卷，论药品五味寒热之性，主疗疾病及采蓄时月之法。一本题曰《药象口诀》，不著撰人名。

（10）《**药性本草**》〔禹锡曰〕《药性论》凡四卷，不著撰人名氏，分药品之性味，君臣佐使主病之效。一本云陶隐居撰。然其药性之功，有与《本草》相戾者，疑非隐居书也。〔时珍曰〕《药性论》，即《药性本草》，乃唐·甄权所著也。权扶沟人，仕隋为秘省正字。唐太宗时，年百二十岁，帝幸其第，访以药性，因上此书，授朝散大夫，其书论主治亦详。又著《脉经》《明堂人形图》各一卷。详见《唐史》。

（11）《**千金食治**》〔时珍曰〕唐·孙思邈撰《千金备急方》三十卷，采摭《素问》、扁鹊、华佗、徐之才等所论补养诸说，及本草关于食用者，分米谷、果、菜、鸟兽、虫鱼为食治附之，亦颇明悉。思邈隐于太白山，隋、唐征拜皆不就，年百余岁卒。所著有《千金翼方》《枕中素书》《摄生真录》《福禄论》《三教论》《老子庄子注》诸书。

（12）《**食疗本草**》〔禹锡曰〕唐同州刺

史孟诜撰。张鼎又补其不足者八十九种，并旧为二百二十七条，凡三卷。〔时珍曰〕诜，梁人也。武后时举进士，累迁凤阁舍人，出为台州司马，转同州刺史。睿宗召用，固辞。卒年九十。因《周礼》食医之义，著此书，多有增益。又撰《必效方》十卷，《补养方》三卷。《唐史》有传。

（13）《本草拾遗》〔禹锡曰〕唐开元中三原县尉陈藏器撰。以《神农本经》虽有陶、苏补集之说，然遗沉尚多，故别为序例一卷，拾遗六卷，解纷三卷，总曰《本草拾遗》。〔时珍曰〕藏器，四明人。其所著述，博极群书，精覈物类，订绳谬误，搜罗幽隐，自《本草》以来，一人而已。肤谫之士，不察其该详，唯诮其僻怪。宋人亦多删削。岂知天地品物无穷，古今隐显亦异，用舍有时，名称或变，岂可以一隅之见，而遽讥多闻哉。如辟虺雷、海马、胡豆之类，皆隐于昔而用于今；仰天皮、灯花、败扇之类，皆万家所用者。若非此书收载，何从稽考。此本草之书，所以不厌详悉也。

（14）《海药本草》〔禹锡曰〕《南海药谱》二卷，不著撰人名氏，杂记南方药物所产郡县及疗疾之功，颇无伦次。〔时珍曰〕此即《海药本草》也，凡六卷，唐人李珣所撰。珣盖肃、代时人，收采海药亦颇详明。又郑虔有《胡本草》七卷，皆胡中药物，今不传。

（15）《**四声本草**》〔禹锡曰〕唐兰陵处士萧炳撰。取本草药名上一字，以平、上、去、入四声相从，以便讨阅，无所发明。凡五卷，进士王收序之。

（16）《**删繁本草**》〔禹锡曰〕唐润州医博士兼节度随军杨损之撰。删去本草不急及有名未用之类为五卷，开元以后人也，无所发明。

（17）《**本草音义**》〔时珍曰〕凡二卷，唐·李含光撰。又甄立言、殷子严皆有《音义》。

（18）《**本草性事类**》〔禹锡曰〕京兆医工杜善方撰，不详何代人。凡一卷，以本草药名随类解释，附以诸药制使、畏恶、相反、相宜、解毒者。

（19）《**食性本草**》〔禹锡曰〕南唐陪戎副尉、剑州医学助教陈士良撰。取神农、陶隐居、苏恭、孟诜、陈藏器诸家药，关于饮食者类之，附以食医诸方，及五时调养脏腑之法。〔时珍曰〕书凡十卷，总集旧说，无甚新义。古有淮南王《食经》一百二十卷，《崔浩食经》九卷，《竺暄食经》十卷，《膳馐养疗》二十卷，昝殷《食医心鉴》三卷，娄居中《食治通说》一卷，陈直《奉亲养老书》二卷，并有食治诸方，皆祖食医之意也。

（20）《蜀本草》〔时珍曰〕蜀主孟昶命翰林学士韩保昇等与诸医士，取《唐本草》参校增补注释，别为《图经》凡二十卷，昶自为序，世谓之《蜀本草》。其图说药物形状，颇详于陶、苏也。

（21）《开宝本草》〔时珍曰〕宋太祖开宝六年，命尚药奉御刘翰、道士马志等九人，取唐、蜀本草详校，仍取陈藏器《拾遗》诸书相参，刊正别名，增药一百三十三种。马志为之注解，翰林学士卢多逊等刊正。七年复诏志等重定，学士李昉等看详。凡神农者白字，名医所传者墨字别之。并目录共二十一卷。序曰：三坟之书，神农预其一；百药既辨，本草存其录。旧经三卷，世所流传；名医别录，互为编纂。至梁·贞白先生陶弘景，乃以《别录》参其《本经》，朱、墨杂书，时谓明白，而又考彼功用，为之注释，列为七卷，南国行焉。逮乎有唐，别加参校，增药余八百味，添注为二十一卷，《本经》漏功则补之，陶氏误说则证之。然而载历年祀，又踰四百，朱字墨字，无本得同；旧注新注，其文互缺。非圣主抚大同之运，永无疆之休，其何以改而正之哉。乃命尽考传误，刊为定本，类例非允，从而革焉。至于笔头灰，兔毫也，而在草部，今移附兔头骨之下；半天河、地浆，皆水也，亦在草部，今移附玉石类之间。败鼓皮移附于兽皮；胡桐泪改从于木类。紫矿亦木也，自玉石品而取焉；伏翼实禽也，由虫鱼部而移焉。橘柚附于果实，食盐附于光盐。生姜、干姜，同归一说。至于鸡肠、繁缕，陆英、蒴藋，以类相似，从而附之。仍采陈藏器《拾遗》、李含光《音义》，或讨源于别本，或传效于医家，参而较之，辨其臧否。至于突厥白，旧说灰类也，今是木根；天麻根，解以赤箭，今又全异。去非取是，特立新条。自余刊正，不可悉数。下采众议，定为印版。乃以白字为神农所说，墨字为名医所传。唐附、今附，各加显注，详其解释，审其形性。证谬误而辨之者，署为今注；考文记而述之者，又为今按。义既刊定，理亦详明。又以新旧药合九百八十三种，并目录二十一卷，广颁天下，传而行焉。

（22）《**嘉祐补注本草**》〔时珍曰〕宋仁宗嘉祐二年，诏光禄卿直秘阁掌禹锡、尚书祠部郎中秘阁校理林亿等，同诸医官重修本草。新补八十二种，新定一十七种，通计一千零八十二条，谓之《嘉祐补注本草》，共二十卷。其书虽有校修，无大发明。其序略云：《神农本草经》三卷，药止三百六十五种。至陶隐居又进《名医别录》，亦三百六十五种，因而注释，分为七卷。唐·苏恭等又增一百一十四种，广为二十卷，谓之《唐本草》。国朝开宝中，两诏医工刘翰、道士马志等修，增一百三十三种，为《开宝本草》。伪蜀孟昶，亦尝命其学士韩保昇等稍有增广，谓之《蜀本草》。嘉祐二年八月，诏臣禹锡、臣亿等再加校正。臣等被命，遂更研覈。窃谓前世医工，原诊用药，随效辄记，遂至增多。概见诸书，浩博难究；虽屡加删定，而去取非一。或《本经》已载，而所述粗略；或俚俗常用，而太医未闻。向非因事详著，则遗散多矣。乃请因其疏捂，更为补注。因诸家医书、药谱所载物品功用，并从采掇；唯名近迂僻，类乎怪诞，则所不取。自余经史百家，虽非方饵之急，其间或有参说药验较然可据者，亦兼收载，务从该洽，以副诏意。凡名本草者非一家，今以开宝重定本为正。其分布卷类，经注杂糅，间以朱墨，并从旧例，不复厘改。凡补注并据诸书所说，其意义与旧文相参者，则从删削，以避重复；其旧已著见而意有未完，后书复言，亦具存之，欲详而易晓。仍每条并以朱书其端云：臣等谨按：某书云某事。其别立条者，则解于其末，云见某书。凡所引书，唐、蜀二《本草》为先，他书则以所著先后为次第。凡书旧名《本草》者，今所引用，但著其所作人名曰某，唯唐、蜀本，则曰唐本云、蜀本云。凡字朱墨之别：所谓《神农本经》者，以朱字；名医因神农旧条而有增补者，以墨字间于朱字；余所增者，皆别立条，并以墨字。凡陶隐居所进者，谓之《名医别录》，并以其注附于末；凡显庆所增者，亦注其末，曰唐本先附；凡《开宝》所增者，亦注其末，曰今附；凡今所增补，旧经未有，于逐条后开列，云新补。凡药旧分上、中、下三品，今之新补难于详辨，但以类附见，如绿矾次于矾石，山姜花次于豆蔻，枳椇次于水杨之类是也。凡药有功用，《本经》未见，而旧注已曾引注，今之所增，但涉相类，更不立条，并附本注之末，曰续注，如地衣附于垣衣，燕覆附于通草，马藻附于海藻之类是也。凡旧注出于陶氏者，曰陶隐居云；出于显庆者，曰唐本注；出于开宝者，曰今注。其《开宝》考据传记者，别曰今按、今详、又按。皆以朱字别书于其端。凡药名《本经》已见，而功用未备，今有所益者，亦附于本注之末。凡药有今世已尝用，而诸书未见，无所辨证者，如胡卢巴、海带之类，则请从太医众论参议，别立为条，曰新定。旧药九百八十三种，新补八十二种，附于注者不预焉。新定一十七种，总新旧一千八十二条，皆随类附著之。英公、陶氏、开宝三序，皆有义例，所不可去，仍载于首卷云。

（23）《**图经本草**》〔时珍曰〕宋仁宗既命掌禹锡等编绎《本草》，累年成书；又诏天下郡县，图上所产药物，用唐永徽故事，专命太常博士苏颂撰述成此书，凡二十一卷。考证详明，颇有发挥。但图与说异，两不相应。或有图无说，或有物失图，或说是图非。如江州菝葜乃仙遗粮，滁州青木香乃兜铃根，俱混列图；棠球子即赤爪木，天花粉即栝蒌根，乃重出条之类，亦其小小疏漏耳。颂，字子容，同安人，举进士，哲宗朝位至丞相，封魏国公。

（24）《证类本草》〔时珍曰〕宋徽宗大观二年，蜀医唐慎微取《嘉祐补注本草》及《图经本草》合为一书，复拾《唐本草》、陈藏器《本草》、孟诜《食疗本草》旧本所遗者五百余种，附入各部，并增五种。仍采《雷公炮炙》及《唐本》《食疗》、陈藏器诸说收未尽者，附于各条之后。又采古今单方，并经、史、百家之书有关药物者，亦附之。共三十一卷，名《证类本草》。上之朝廷，改名《大观本草》。慎微貌寝陋而学该博，使诸家本草及各药单方，垂之千古，不致沦没者，皆其功也。政和中，复命医官曹孝忠校正刊行，故又谓之《政和本草》。

（25）《本草别说》〔时珍曰〕宋哲宗元祐中，阆中医士陈承合《本草》及《图经》二书为一，间缀数语，谓之《别说》。高宗绍兴末，命医官王继先等校正《本草》，亦有所附。皆浅俚，无高论。

（26）《日华诸家本草》〔禹锡曰〕国初开宝中，四明人撰。不著姓氏，但云日华子大明。

序集诸家《本草》近世所用药，各以寒温性味、华实虫兽为类，其言功用甚悉，凡二十卷。〔时珍曰〕按《千家姓》，大姓出东莱。日华子，盖姓大名明也。或云其姓田，未审然否。

（27）《**本草衍义**》〔时珍曰〕宋政和中，医官通直郎寇宗奭撰。以《补注》及《图经》二书，参考事实，覈其情理，援引辨证，发明良多，东垣、丹溪诸公亦尊信之；但以兰花为兰草，卷丹为百合，是其误也。书及序例凡二十卷。平阳张魏卿以其说分附各药之下，合为一书。

（28）《**洁古珍珠囊**》〔时珍曰〕书凡一卷，金易州明医张元素所著。元素，字洁古，举进士不第，去学医，深阐轩、岐秘奥，参悟天人幽微。言古方新病不相能，自成家法。辨药性之气味、阴阳、厚薄、升降、浮沉、补泻、六气、十二经，及随症用药之法，立为主治、秘诀、心法、要旨，谓之《珍珠囊》，大扬医理，《灵》《素》之下，一人而已。后人翻为韵语，以便记诵，谓之《东垣珍珠囊》，谬矣。惜乎止论百品，未及遍评。又著《病机气宜保命集》四卷，一名《活法机要》。后人误作河间刘完素所著，伪撰序文词调于卷首以附会之。其他洁古诸书，多是后人依托，故驳杂不伦。

（29）《用药法象》〔时珍曰〕书凡一卷，元真定明医李杲所著。杲，字明之，号东垣。通《春秋》《书》《易》，忠信有守，富而好施，援例为济源监税官。受业于洁古老人，尽得其学，益加阐发，人称神医。祖《洁古珍珠囊》，增以用药凡例，诸经向导，纲要活法，著为此书。谓世人惑于内伤外感，混同施治，乃辨其脉证，元气阴火，饮食劳倦，有余不足，著《辨惑论》三卷、《脾胃论》三卷。推明《素问》《难经》《本草》《脉诀》及《杂病方论》，著《医学发明》九卷、《兰室秘藏》五卷。辨析经络脉法，分比伤寒六经之则，著《此事难知》二卷。别有《痈疽》《眼目》诸书，及《试效方》，皆其门人所集述者也。

（30）《汤液本草》〔时珍曰〕书凡二卷，元医学教授古赵王好古撰。好古，字进之，号海藏，东垣高弟，医之儒者也。取《本草》及张仲景、成无己、张洁古、李东垣之书，间附己意，集而为此。别著《汤液大法》四卷，《医垒元戎》十卷，《阴证略例》《癍论萃英》《钱氏补遗》各一卷。

（31）《日用本草》〔时珍曰〕书凡八卷。元海宁医士吴瑞，取本草之切于饮食者，分为八门，间增数品而已。瑞，字瑞卿，元文宗时人。

（32）《本草歌括》〔时珍曰〕元瑞州路医学教授胡仕可，取本草药性图形作歌，以便童蒙者。我明刘纯、熊宗立、傅滋辈，皆有《歌括》及《药性赋》，以授初学记诵。

（33）《本草衍义补遗》〔时珍曰〕元末朱震亨所著。震亨，义乌人，字彦修，从许白云讲道，世称丹溪先生。尝从罗太无学医，遂得刘、张、李三家之旨而推广之，为医家宗主。此书盖因寇氏《衍义》之义而推衍之，近二百种，多所发明；但兰草之为兰花，胡粉之为锡粉，未免泥于旧说，而以诸药分配五行，失之牵强耳。所著有《格致余论》《局方发挥》《伤寒辨疑》《外科精要新论》《风木问答》诸书。

（34）《本草发挥》〔时珍曰〕书凡三卷，洪武时丹溪弟子山阴徐彦纯用诚所集。取张洁古、李东垣、王海藏、朱丹溪、成无己数家之说，合成一书尔，别无增益。

（35）《救荒本草》〔时珍曰〕洪武初，周宪王因念旱涝民饥，咨访野老田夫，得草木之根苗花实可备荒者四百四十种，图其形状，著其出产、苗叶、花子、性味、食法。凡四卷，亦颇详明可据。近人翻刻，削其大半，虽其见浅，亦书之一厄也。王号诚斋，性质聪敏，集《普济方》一百六十八卷，《袖珍方》四卷，诗、文、乐府等书。嘉靖中，高邮王磐著《野菜谱》一卷，绘形缀语，以告救荒，略而不详。

（36）《庚辛玉册》〔时珍曰〕宣德中，宁献王取崔昉《外丹本草》、土宿真君《造化指南》、独孤滔《丹房鉴源》、轩辕述《宝藏论》、青霞子《丹台录》诸书所载金石草木可备丹炉者，以成此书。分为金石部、灵苗部、灵植部、羽毛部、鳞甲部、饮馔部、鼎器部，通计二卷，凡五百四十一品。所说出产形状，分别阴阳，亦可考据焉。王号臞仙，该通百家，所著医卜、农圃、琴棋、仙学、诗家诸书，凡数百卷。《造化指南》三十三篇，载灵草五十三种，云是土宿昆元真君所说，抱朴子注解，盖亦宋、元时方士假托者尔。古有《太清草木方》《太清服食经》《太清丹药录》《黄白秘法》《三十六水法》《伏制草石论》诸书，皆此类也。

（37）《**本草集要**》〔时珍曰〕弘治中，礼部郎中慈溪王纶，取本草常用药品，及洁古、东垣、丹溪所论序例，略节为八卷，别无增益，斤斤泥古者也。纶，字汝言，号节斋，举进士，仕至都御史。

（38）《**食物本草**》〔时珍曰〕正德时，九江知府江陵汪颖撰。东阳卢和，字廉夫，尝取本草之系于食品者编次此书。颖得其稿，厘为二卷，分为水、谷、菜、果、禽、兽、鱼、味八类云。

（39）《**食鉴本草**》〔时珍曰〕嘉靖时，京口宁原所编。取可食之物，略载数语，无所发明。

（40）《**本草会编**》〔时珍曰〕嘉靖中，祁门医士汪机所编。机，字省之。惩王氏《本草集要》，不收草木形状，乃削去本草上、中、下三品，以类相从，菜谷通为草部，果品通为木部，并诸家序例共二十卷。其书撮约似乎简便，而混同反难检阅。冠之以荠，识陋可知；掩去诸家，更觉零碎。臆度疑似，殊无实见，仅有数条自得可取尔。

（41）《**本草蒙筌**》〔时珍曰〕书凡十二

卷，祁门医士陈嘉谟撰。谟，字廷采。嘉靖末，依王氏《集要》部次集成，每品具气味、产采、治疗、方法，创成对语，以便记诵。间附己意于后，颇有发明。便于初学，名曰《蒙筌》，诚称其实。

（42）《**本草纲目**》明楚府奉祠、敕封文林郎、蓬溪知县，蕲州李时珍东璧撰。搜罗百氏，访采四方。始于嘉靖壬子，终于万历戊寅，稿凡三易。分为五十二卷，列为一十六部，部各分类，类凡六十。标名为纲，列事为目。增药三百七十四种，方八千一百六十。

（二）《本草纲目》的16部60类介绍

《荀子·王制篇》中说："水火有气而无生，草木有生而无知，禽兽有知而无义，人有气有生有知亦且有义，故最为天下贵也。"

《本草纲目》云：旧本玉、石、水、土混同，诸虫、鳞、介不别，或虫入木部，或木入草部。今各列为部，首以①水、②火，次之以③土，水、火为万物之先，土为万物母也。次之以④金石，从土也。次之以⑤草、⑥谷、⑦菜、⑧果、⑨木，从微至巨也。次之以⑩服器，从草、木也。次之以⑪虫、⑫鳞、⑬介、⑭禽、⑮兽，终之以⑯人，从贱至贵也。

第五卷①水部二类

水之一　天水类【1】一十三种（0001～0013）

水之二　地水类【2】三十种（0014～0043）

第六卷②火部【3】一类

火之一　凡一十一种（0044～0054）

第七卷③土部【4】一类

土之一　凡六十一①种（0055～0115）

第八卷④金石部四类②

金石之一　金类【5】二十八种（0116～0143）

石之二　玉类【6】一十四种（0114～0157）

第九卷石部二

石之三　石类【7】上三十二种（0158～0189）

第十卷石部三

石之四　石类【7】下四十③种（0190～0229）

第十一卷石部四

石之五　卤石【8】类二十种（0230～0249）

附录二十七种（0250～0276）

本文序号从《本草纲目》编号方法。①～⑯为部，共十六部；［1］～［60］为类，共六十类；0001～1897为种，共1897种。

---

① 六十一：原作"六十"，据刘山永本改。

② 四类：原误作"五类"，今正之。

③ 四十：原作"三十九"，据刘山永本改。

第十二卷⑤草部一十类①

草之一　山草类【9】上三十一种（0277～0307）

第十三卷草部二

草之二　山草类【9】下三十九种（0308～0346）

第十四卷草部三

草之三　芳草类【10】五十六种（0347～0402）

第十五卷草部四

草之四　隰草类【11】上五十三种（0403～0455）

第十六卷草部五

草之五　隰草类【11】下七十三种（0456～0528）

第十七卷草部六

草之六　毒草类【12】四十七种（0529～0575）

第十八卷草部七

草之七　蔓草类【13】七十三种（0576～0648）

附录一十九种（0649～0667）

第十九卷草部八

草之八　水草类【14】二十三②种（0668～0690）

第二十卷草部九

草之九　石草类【15】一十九种（0691～0709）

---

① 一十类：原误作"一十一类"，今正之。

② 二十三：原作"二十二"，据刘山永本改。

第二十一卷草部十

草之十 苔类【16】一十六种（0710～0725）

草之十一 杂草类【17】九种（0726～0734）

有名未用【18】一百五十三种（0735～0887）

第二十二卷⑥谷部四类

谷之一 麻麦稻类【19】一十二种（0888～0899）

第二十三卷谷部二

谷之二 稷粟类【20】一十八种（0900～0917）

第二十四卷谷部三

谷之三 菽豆类【21】一十四种（0918～0931）

第二十五卷谷部四

谷之四 造酿类【22】二十九种（0932～0960）

第二十六卷⑦菜部五类

菜之一 荤辛类【23】三十二种（0961～0992）

第二十七卷菜部二

菜之二 柔滑类【24】四十一种（0993～1033）

第二十八卷菜部三

菜之三 蓏菜类【25】一十一种（1034～1044）

菜之四 水菜类【26】六种（1045～1050）

菜之五 芝栭类【27】一十五种（1051～1065）

第二十九卷⑧果部六类

果之一 五果类【28】一十一种（1066～1076）

---

①　三十一：原作"三十二"，据刘山永本改。

②　附录二十三种：此处当作附录二十二种、诸果有毒。

③　五十一：原作"五十"，据刘山永本改。

木之六　杂木类【39】七种（1347～1353）

附录十九①种（1354～1372）

第三十八卷⑩服器部二类

服器之一　服帛类【40】二十五种（1373～1397）

服器之二　器物类【41】五十四种（1398～1451）

第三十九卷⑪虫部三类②

虫之一　卵生类【42】上二十三③种（1452～1474）

第四十卷虫部二

虫之二　卵生类【42】下二十二种（1475～1496）

第四十一卷虫部三

虫之三　化生类【43】三十一种（1497～1527）

第四十二卷虫部四

虫之四　湿生类【44】二十三种（1528～1550）

附录七种④（1551～1557）

第四十三卷⑫鳞部四类

鳞之一　龙类【45】九种（1558～1566）

鳞之二　蛇类【46】一十七种（1567～1583）

第四十四卷鳞部二

---

① 十九：原作"二十"，据刘山永本改。

② 三类：原误作"四类"，今正之。

③ 二十三：原作"二十二"，据刘山永本改。

④ 附录七种：原本无，据刘山永本补。

鳞之三　鱼类【47】三十一^①种（1584～1614）

鳞之四　无鳞鱼类【48】二十八^②种（1615～1642）

附录九种（1643～1651）

第四十五卷⑬介部二类

介之一　龟鳖类【49】一十七种（1652～1668）

第四十六卷介部二

介之二　蚌蛤类【50】二十九种（1669～1697）

第四十七卷⑭禽部四类

禽之一　水禽类【51】二十三^③种（1698～1720）

第四十八卷禽部二

禽之二　原禽类【52】二十三^④种（1721～1743）

第四十九卷禽部三

禽之三　林禽类【53】一十七种（1744～1760）

禽之四　山禽类【54】一十三种（1761～1773）

附录一种（1774）

第五十卷⑮兽部五类

兽之一　畜类【55】二十八种（1775～1802）

第五十一卷兽部二

---

① 三十一：原作"二十八"，据刘山永本改。

② 二十八：原作"三十一"，据刘山永本改。

③ 二十三：原作"一十三"，据刘山永本改。

④ 二十三：原作"二十二"，据刘山永本改。

兽之二　兽类【56】三十八种（1803～1840）

兽之三　鼠类【57】一十二种（1841～1852）

兽之四　寓类【58】、怪类【59】共八种（1853～1860）

第五十二卷⑯人部一类【60】

人之一　凡三十五种（1861～1895）附录二条①（1896～1897）

通计一十六部六十类一千八百九十七②种

李时珍"十六部六十类"的解构重构方式是对《纲目》之前沿袭千年的上中下三品粗略人工分类法的扬弃，时珍所选择的部类名称好记、易懂，更好地兼顾了古药书的惯用排列顺序和客观存在的现实之间的平衡，并且其从微至巨、从贱至贵的排比顺序，也符合普通百姓和一般学者的认知规律和接受程度，因此其分类法在古代很容易被大家接受。诚如郑金生所言："李时珍以后，这种部、类二级分类法在本草著作中产生了深刻的影响。"上述脱离原始、仍显朴素的分类方法，虽然从今天的眼光看可能还不及现代动植

---

① 附录二条：原本无，据刘山永本补。

② 七：原作"二"，据刘山永本改。

物分类学那样的精密严谨，但在400多年前的明代，能够破旧立新，建立一个符合中国古代传统认知的、开放的、实用的分类体系，已经是一大进步。

有学者研究后指出，李时珍"十六部六十类"的分类方法，已经超过了一般的药物分类范围，具有生物进化的思想萌芽。在个别领域，甚至实现了从人工分类向自然分类的迈进。举例而言，李时珍说："凡蓏属皆得称瓜。"这"蓏属"大致相当于当今植物分类学的葫芦科植物。又如他经常把现代植物分类学认为是同科的植物排列在一起，这类的例子很多。比如茈胡（柴胡）、前胡、防风、独活；当归、芎䓖、蘼芜、蛇床、藁本；胡荽、胡萝卜、水芹；茴香、莳萝等，均属伞形科植物；菊、野菊、蓍、艾、千年艾、茵陈蒿、青蒿、黄花蒿、白蒿等，均属菊科植物。这些例子说明，李时珍已经发现了某些植物之间存在着的共性特征，意识到这些植物之间存在着一定的亲缘关系，于是将它们排列在一起。这种排列方式，与自然界万物发展的基本规律大致相符，也方便读者依据其崭新而合理的设计理念，尽快地缩小查找范围、提高检索效率。

上面都是人们耳熟能详的评价，有的学者有更加精深的思考。比如胡世林先生曾指出："草部分为香草（实当作芳草）、毒草，也都是化学分类的萌芽。"①

如果仔细阅读《本草纲目》，我们还可以意识到，"十六部六十类"固然是《本草纲目》被称为"纲目"的主要原因，但李时珍通过其卓尔不群的个人智慧赋予了"纲目"二字更多的含义。

基原为纲、附品为目；科属为纲、物种为目。

唐、宋增入药品，或一物再出、三出，或二物、三物混注，今俱改正，分别归并，但标其纲，而附列其目。如标龙为纲，而齿、角、骨、脑、胎、涎皆列为目；标粱为纲，而赤、黄粱米皆列为目之类。

正名为纲、别名为目；标名为纲，列事为目。

药有数名，今古不同。但标正名为纲，余皆附于释名之下，正始也。仍注各《本草》名目，纪原也。

---

① 钱超尘、温长路主编.李时珍研究集成［M］.北京：中医古籍出版社.2003：266.

关于正名的讨论并不多见。但中国人尤其强调"名正言顺"的重要性，《本草纲目》亦不例外。由于情况非常复杂，暂不做过细讨论。可以强调的一点是，时至今日仍然有人在做为药正名的工作。

诸品首以释名，正名也；次以集解，解其出产、形状、采取也；次以辨疑、正误，辨其可疑，正其谬误也；次以修制，谨炮炙也；次以气味，明性也；次以主治，录功也；次以发明，疏义也；次以附方，著用也。或欲去方，是有体无用矣（旧本附方二千九百三十五，今增八千一百六十）。

《本草纲目》部类所辖的药物正名1897种为纲，以正其始；其别名异称，皆于"释名"之下注出来源出处，以纪其源。而一药下辖九事，成为其结构、体例最具特征性的特点。

（三）《本草纲目》的九事

所谓九事，指释名、集解、正误、修治、气味、主治、发明、附方、附录也。

李时珍说："今则通合古今诸家之药，析为十六部。当分者分，当并者并，当移者移，当增者增。不分三品，唯逐各部，物以类从，目随纲举。每药标一总名，正大纲也；大书气味、主治，正小纲也；分注释名、集解、发明，详其目也；而辨疑、正误、附录附之，备其体也；单方又附于其末，详其用也。大纲之下，明注《本草》及三品，所以原始也；小纲之下，明注各家之名，所以著实也；分注则各书人名，一则古今之出处不没，一则各家之是非有归。虽旧章似乎剖析，而支脉更觉分明。非敢僭越，实便讨寻尔。"

这段话中未谈修治，而有辨疑。郑金生认为附录当作修治，此亦一家之言。

下面我们结合李时珍所订"凡例"对九事略加分析。以期真正了解《本草纲目》的实质内涵。（以下内容的多项解说采用郑金生先生的表述，特此声明）

（1）【释名】这一项需要解决的是与药名相关的多个问题。

①解释正名的含义。

雨水的释名如下："【释名】〔时珍曰〕地气升为云，天气降为雨，故人之汗，以天地之雨名之。"熟悉《内经》的人能够看出来，时珍的释名是化裁了《素问·阴阳应象大论》的文字而来，所以熟读《本草》也有利于熟悉经典。

柿的释名如下："【释名】〔时珍曰〕柿从朿（音泽），谐声也。俗作柿非矣。柿（音肺），削木片也。胡名镇头迦。"此处的释名履行的职责是解释正名。我们可以注意到，在"释名"项李时珍同时驳斥了俗写之非。

②附列异名，并说明出处。所谓"一、药有数名，今古不同。但标正名为纲，余皆附于'释名'之下，正始也。仍注各《本草》名目，纪原也"，事实上，"仍注各《本草》名目"仅是言其主流，并非所有的异名，均出自《本草》书。有些异名出自方书、经史子集等书，不全是《本草》书中来，不过多数情况下李时珍是标注出了来源出处，用他自己的话讲就是要"纪原也"。

（2）【集解】该项下需要解决的问题是药物的出产、形状和采收问题。

用药的首务，是保证安全、有效。而安全有效的首务，是保证药来源种类的正确。药物基原形态相似的很多，但性质却可能大不一样。失之毫厘，差之千里。所以中国本草学从南梁·陶弘景开始，就致力于辨析药物正确的来源种类。

经过唐代官修《新修本草》时期对药物的全国普查，又经过宋代嘉祐年间为编修《本草图经》而开展的全国药物大调查，药物来源的考证取得了很大的进展。此后北宋末年寇宗奭编写《本草衍义》时又再次实地考察药物，使某些疑难得到解决。

李时珍对药物来源等方面的"析族区类""绳谬正讹"工作，大多体现在"集解"中。他以出色的药物考辨能力，解决了许多千古疑难问题。药物的产地和采收时间也是保证药物质量的重要内容。在"集解"项下，李时珍汇集了历代关于药物产地、最佳采收季节和方式的记载，而且考订了古今地名的演变、地道药材的种类，并纠正前人记载的错误。此外"集解"也记载了一些博物学性质的内容，其学术价值有超出药学范畴之外者。

（3）【正误】时珍凡例中说："次以辨疑、正误，辨其可疑，正其谬误也。"

事实上，今本《本草纲目》"标名为纲、列事为目"的"目"中并未见"辨疑"一项。时珍说稿凡三易，我们推测在早期的草稿中可能是有【辨疑】的，只不过后期合并或简化处理了。

因为王世贞的序言中亦说："次以辨疑、正误，辨其可疑，正其谬误也。"何时希先生1993年春为上海科学技术出版社影印金陵本《本草纲目》所写的赠叙中两次提到"辨疑"一事，只不过第一次提到误写作"释疑"，第二次提到时说："余细读其发明、辨疑、正误三项，尤钦其独具识见，自立体例，辟谬纠讹，持正不阿，有史鱼直笔之风格。"虽然连用5词来修饰它，然而金陵本，包括以后的各本中均无"辨疑"之条目单列，但可以肯定其最初设计中是有的。

（4）【修治】即炮制（炮炙），包括对药材进行清洁、粉碎与加工处理。中医药书籍中，最古老的炮制专著《雷公炮炙论》大约南北朝时期才出现。《雷公炮炙论》具有浓厚的道家色彩，该书中的许多炮炙方法是道家为修炼药物所需，并不全是为了医药而设。正式将"修治"作为药物学的一个不可分割的组成内容，最早应是《本草品汇精要》（1505）。此书各药的24项解说中的"制"就是炮制的内容。但因《本草品汇精要》久藏深宫，未曾流传，因此，医药学人士实际了解到的，最早将修治作为药物学的一项内容载于主流本草类书籍中的还是《本草纲目》。

（5）【气味】需要注意的是《本草纲目》的气味项，除了记载四气五味的内容之外，有毒无毒、七情、畏恶相反、升降浮沉，甚至相当于后世的归经等资料也出现在气味项中。比如在0135味铁的目药"生铁【气味】辛，微寒，微毒"下时珍自注"见铁下"，此3字的涵义不是"生铁"气味见"铁"下，而是"生铁"的畏恶内容与"铁"相同，可见"铁"下。

（6）【主治】以详论药物效用为主，即记述历代本草有关本品功能主治，也包括李时珍本人的用药经验，按本草年代顺序次排列。

例如《纲目》卷13第0311味秦艽条主治云：寒热邪气，寒湿风痹，肢节痛，下水，利小便（文末注出处"本经"）。疗风无问久新，通身挛急（文末注出处"别录"）。传尸骨蒸，治疳及时气（文末注出处"大明"）。牛乳点服，利大小便，疗酒黄、黄疸，解酒毒，去头风（文末注出处"甄权"）。除阴阳风湿，及手足不遂，口噤牙痛口疮，肠风泻血，养血荣筋（文末注出处"元素"）。泄热，益胆气（文末注出处"好古"）。治胃热虚劳发热（文末注出处"时珍"）。

（7）【发明】郑金生先生指出：《本草纲目》"发明"项下的内容，并没有限制在哪一方面表达新的见解，但综合其有关的内容，主要还是集中在临床用药方面。比较多见的是解释药效、阐发药理。李时珍重视新的见解、注重格物穷理，因此"发明"一项，最能体现创新思维、理论追求。

（8）【附方】本草书论的是药，自然是以药为单元和主体。自《神农本草经》以来，到唐代的《新修本草》，其内容都是谈论药物的辨认与功效，没有记载相关方剂。直到唐《天宝单方药图》与《药性论》（大约是五代后周孟贯所撰之书，李时珍认为是唐·甄权所撰），才开始在药书中记载相关的药方。从《嘉祐本草》第一次引录《药性论》《日华子本草》这两部带有药方的书以后，后世重要的本草书多袭用药书附方的方式。《证类本草》中所附方剂尤其丰富。《本草纲目》所附的方剂，按照李时珍自己的统计来算，"旧本附方二千九百三十五，今增八千一百六十一"。所谓"旧本"，指的就是《证类本草》。李时珍新增的方剂数量几乎是《证类本草》的3倍，全部药方总数达万余首。

（9）【附录】附录有两种，一种附在药物之内，其特征是位置相对灵活，不计入1897药品总数之中；另一种是附在部类之后，其特征是位置固定，计入1897药品总数之中。凡例曰："一、诸物有相类而无功用宜参考者，或有功用而人卒未识者，俱附录之。无可附者，附于各部之末。盖有隐于古而显于今者，如莎根即香附子，陶氏不识而今则盛行；辟虺雷，昔人罕言而今充方物之类，虽冷僻，不可遗也。"

第一种附录（附在药内者）

这个地方需要稍微注意的一点是，药内附录金陵本有置于【集解】之后和置于全药之末两种情况。但刘衡如、刘山永本将大多数置于【集解】之后的附录移到了全药之末。

举例而言，蜣螂（《本经》下品）的附录"蜉蝣"原在【集解】之后，但刘山永本却将其调至全药之末。时珍附录诸药的位置依今日视角审视或有不尽规范处，然将【集解】下的附录移至全药之末尚需慎重。众所周知，《纲目》一书【释名】【集解】言其体，【主治】【附方】著其用。是故，【集解】后之附录更重其体（所谓诸物有相类而宜参考者），虽非本药正品、甚至不入药用亦不可不知；药末之附录，或称其名、或言其体、或举其用、或因前人论述过于简略（所谓或有功用而人卒未识者），随文附之，乃广收博览之举。二者用心虽同，但轻重微别，不可不慎。

第二种附录（附在部末者）

事实上，"附于各部之末"的表达并非十分准确，因为有些已计入1897总数的附录药味，是附于类末而非部末。甚至有些类的本身就可以视为附录。下面举例说明如下：

A．部末的附录：

石部之后有"附录诸石二十七种（0250～0276）"。

果部之后有"附录诸果二十三种（1170～1192）"。严格来说是附录诸果二十二种（1170～1191）、诸果有毒（1192）。

木部之后有"附录诸木一十九种（1354～1372）"。

虫部之后有"附录诸虫七种（1551～1557）"。

鳞部之后有"附录诸鱼九种（1643～1651）"。

禽部之后"附录一种（1774）"。

人部之后"附录二条（1896～1897）"。

B．类末的附录：

蔓草类之后"附录诸藤一十九种（0649～0667）"。

C．可视为附录的类：

草之十一杂草类【17】九种（0726～0734）有名未用【18】一百五十三种（0735～0887）。

〔时珍曰〕诸草尾琐。或无从考证，不可附属，并《本经》及《别录》有名未用诸草难遗者，通汇于此以备考。

第 三 章

《本草纲目》的版本简介

此章内容主要源自尚志钧"《本草纲目》版本源流综述"一文。

一、概述

《本草纲目》的版本，自金陵版（约刊于1593年前后）问世以来，到1961年为止，据《中国图书联合目录》所载有54种，加1981年人民卫生出版社校点本，共有55种。这些本子，都是以金陵本为祖本翻刻的。

各种翻刻本在序文篇数、封面、药图、附刊书的种类以及框栏的大小、行款的样式、文字内容、缮写窠模的笔法等方面各不相同。根据这些特点，可以查出各种版本之间前后递嬗关系。

在明末，以金陵版为底本翻刻有两家：一是夏良心翻刻的江西版，一是钱蔚起翻刻的杭州版。

明末清初所刻的各种版本《纲目》，多是根据江西版翻刻的。清代中叶所刻的各种版本《纲目》，多是根据钱蔚起本翻刻的。

到清末1885年张绍棠味古斋本问世后，各家所翻刻的《纲目》，又以张绍棠本为底本。

夏良心（江西本）、钱蔚起（杭州本）、张绍棠（合肥本）三家成为三种系列本。兹将三种系列本比较如下：

在序文上：金陵本只有王世贞一篇序，江西本、钱蔚起本、张绍棠本，皆增翻刻者序。随着翻刻次数增多和年岁推移，其序文篇数亦相应增多。

在附图上：金陵本1109图，多属自绘，图小，每半页4~6幅图，分两册装订。江西本药图接近金陵本。钱蔚起本药图改动800余幅，药图放大，每半页4幅，共1110幅，分三册装订。合肥张绍棠本药图，改绘400多幅，一部分据钱刻本改绘，一部分据《植物图考》改绘，药图放大，每半页4幅，共1122幅，分装为3册。

在附刊书上：金陵本未附刊书；江西本附刊李时珍《濒湖脉学》《奇经八脉考》；钱蔚起本

经吴毓昌翻刻后又增蔡烈先《万方针线》；张绍棠本又增加赵学敏《本草纲目拾遗》。

在内容上：金陵本有个别字误刻及空缺；江西本有少数字误刻，脱漏白英条、威灵仙条各一行，个别处杂有张实之训古注文；钱蔚起本据江西本刻，误同江西本，而钱氏刻时又增加一些误订误刻，并略改体例；张绍棠本据钱蔚起本翻刻，其误又同钱本，与金陵本相勘比，其差异处有1600余条，其中混注文为正文亦不少。

在版本复刻方面：①用金陵本原版重印的，有摄元堂本。②用金陵本重行翻刻的，有江西本。③用江西本翻刻的，有湖北本、钱蔚起本、张朝璘本、人民卫生出版社校点本。④用钱蔚起本翻刻的有吴毓昌太和本。清代中叶各种刊本均以此两种本为底本。到1885年合肥张绍棠综合各家本汇刻而成张绍棠本。⑤用张绍棠本复制的，有鸿宝斋缩印本和石印本，商务石印本排印本，人民卫生出版社影印本等。

二、1949 年以前主要《本草纲目》版本简介

1. 金陵版《本草纲目》

金陵版《本草纲目》52卷，附图2卷，25册，四函，明万历刻本（约成于万历二十一年癸巳）。版框高20cm，宽13.9cm，每半页12行，每行24字。

（1）卷首有王世贞序，署："时万历岁庚寅春上元日，弇州山人凤州王世贞拜撰。"

序后有辑书姓氏题：①敕封文林郎四川蓬溪县知县蕲州李时珍编辑。②云南永昌府通判男李建中、黄州府儒学生员男李建元校正。③应天府儒学生员黄申、高第同阅。④太医院医士男李建方、蕲州儒学生员男李建木重订。⑤生员孙李树宗、李树声、李树勋次卷。⑥荆州府引礼生孙李树本楷书。⑦金陵后学胡承龙梓行。（图10）

（2）附图卷上题：①阶文林郎蓬溪知县男李建中辑。②府学生男李建元图。③州学生孙李树宗校。

附图卷下题：①阶文林郎蓬溪知县男李建中辑。②州学生男李建木图。③州学生孙李树声

校。（图11）

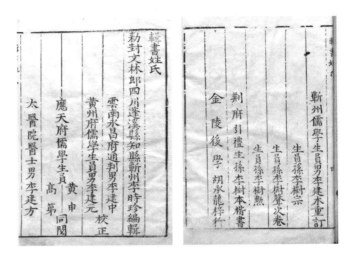

图10 金陵版《本草纲目》序后辑书姓氏

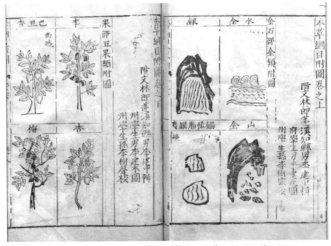

图11 金陵版《本草纲目》所附药图

所附药图，多为自绘写实图。每半页4～6

幅，共有1109图。

（3）几点说明：

①王世贞序，署："万历十八年（1590）庚寅春上元日。" 上元日作序时，王世贞官南京刑部尚书。

②金陵本为后世各种版的祖本。

③金陵本有个别文字误刻及空缺现象。

④金陵本现存状况：日本白井光太郎（理学博士）监校翻译出版《头注国译本草纲目》，由春阳堂出版，从昭和六至十一年（1931-1936）出齐。该书首页云："如今金陵版《纲目》，中国早已亡失，世界上现存亦不多。日本有三部：一藏内阁文库，一藏京部恩赐植物园大森文库，一藏伊藤笃太郎博士处。还有一部系二百余年前荷兰人George Eberhard Rumpt从中国取得金陵版《纲目》，交与德国柏林国立图书馆收藏。"日本医史博士富士川游所云同此。

日本人说中国无金陵本，未必属实。现中医研究院图书馆及上海图书馆各藏有一部。

1949年以前，北京图书馆藏有日本森立之的批校本。书的眉端有朱笔批校字。卷13有"辛巳（1881，明治十四年）八月二十六日一读过，七十九翁梖园"，下钤"立之"印记；卷14有"一读过，加朱笔，森立之"等题记。卷内有"出云国藤山氏藏书记""俳谐书二酉精舍第一主萩原乙彦记""八卷氏""☵避险危斋藏书"等图记（☵系《易经》之井卦）。抗日战争初期，被移往美国，现藏于美国国会图书馆。此本不仅是原刻本，而且经过日本森立之批校，尤为珍贵。（图12）

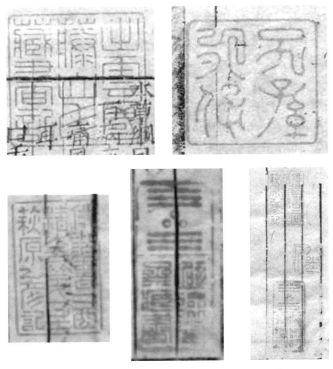

图12　森立之批校本中的若干藏书章

⑤金陵本原版重印的摄元堂本《本草纲目》52卷，附图2卷，明崇祯十三年（1640）重印本。每半页12行，每行24字，崇祯间，新安程嘉祥摄元堂，购得金陵胡承龙所刻原版。除剜改题衔外，其余部分未动，所印的书与金陵本全同。卷首序有四（其中三序为增补）：程国祥序、王世贞序（署明万历十八年庚寅春上元日）、程升序（明崇祯十三年）、程嘉祥序（明崇祯十三年）。其后为剜改题衔，将辑书姓氏页改为校书姓氏页："新安婺源县后学程嘉祥少歧甫校正重刻，赐进士出身中宪大夫江西袁州府知府前刑部郎中伯程汝继简阅，山东济南府邹平县儒学教谕叔程升校正，徽州府儒学廪生弟程士玉同校，歙县门人宋宗殷惟存甫同阅。"卷内有"金氏图书之记""南溟斋"等印记。附图2卷。原题为"男李建中辑，李建元图，孙李树宗校"。而摄元堂本的附图项下的款字改题为"新安婺源县后学程嘉祥辑，徽州府儒学廪生弟程士玉、徽州府歙县门人宋宗殷同校"，其余悉同金陵本。全书所补，不过三数版片，既未校正，更非重刊。与此同时刻的有十竹斋本。

2. 江西本《纲目》

据金陵本重刻的江西本《纲目》，万历三十一年（1603）刻本52本，附图2卷，29册，四函，长22.2cm，宽15cm，每半页9行，每行20字。

原题为"敕封文林郎四川蓬溪县知县蕲州李时珍编辑"，其下书口记刻工及字数。

重刻本草纲目序，署癸卯（万历三十一年）孟秋之朔、巡抚江西都察院右副都御史吉讷郡夏良心撰。

本草纲目序，署万历岁庚寅（1590）春上元日，弇州山人凤洲王世贞拜撰。

重刊本草纲目序，万历癸卯（1603）孟秋朔日，江西按察司按察使长州张鼎思顿首书。

进本草纲目疏，署万历二十四年（1596）十一月呈，十八日奉圣旨："书留览，礼部知道，钦此。"

在张鼎思（字睿甫，明万历丁丑年1577进士，选入翰林，改授吏部给事中，历兵科都给事中，擢江西按察史）叙中，提到刻书情况。张鼎思叙云："余自辛丑（万历二十九年，1601）承乏江臬，……一日谒中丞桐讷夏公。云：《本草纲目》一书，初刻未工，行之不广，盍图广其传乎……是役也，中丞公倡之，在事诸寅长佐之，南（昌）、新（建）二县尹成之，不佞思董剞劂之事而已。刻始于今岁（万历三十一年）正月，竣于六月。"

江西本是以金陵本为底本刻的。金陵本无李建元进疏，江西本有李建元进疏。疏云："为遵奉明例访书，进献《本草》以备采择事。……凡名家著述……如已刻行者，即刷印一部送部。……臣故父李时珍，……生平笃学，刻意纂修。曾著《本草》一部，甫及刻成，忽值数尽。"

江西本在文字内容上，有少量文字误刻，如卷18威仙灵条【集解】"茎如钗股"下亦脱漏"四棱叶如柳叶作层每层六七叶如车轮有六层至七层者"23字；卷18白英条【集解】中"斛菜"下漏脱"生水中可蒸食非是此类有白草作羹饮甚疗劳而不用根"23字。个别的训诂杂有张实之注文。药图数字与页面排列图数同金陵本相同。

张鼎思翻刻此书时，在书末附刊李时珍《濒湖脉学》《奇经八脉考》。张鼎思作《脉学奇经八脉序》，署万历三十一年（1603）。其《濒湖脉学》有李时珍自序，署嘉靖四十三年

（1564）。《奇经八脉考》有：吴哲序，署隆庆六年（1572）；顾向序，署万历五年（1577）。

明末清初，据江西复刻本有湖北本（增杨道全序、董其昌序）及张朝璘本（增张朝璘序、李明睿序、熊文举序、李元鼎序、黎元宽序）。1981年人民卫生出版社校点本，亦是以江西本为底本。兹分别介绍如下：

（1）湖北本以江西本为底本翻刻，刊于万历三十四年丙午（1606）。卷首有杨道全及董其昌序。董序云："蕲州李君悉加集结，凡五十二卷。会西蜀陈文献公请修一代正史，有诏求天下遗书，厥子文学建元进之阙下。天子为其闻，书藏文渊阁。时方拟撰方技传。丁酉（1597）三殿灾，史事中辍。其副本一锲于江右。楚方伯四明薛公，温陵杨公相与谋曰，此楚人之弓也，不当楚人得之乎，虽校仇缮写，以镂金剞劂成书。"

（2）张朝璘刊本《纲目》52卷，刻于顺治十四到十五年（丁酉至戊戌，1657—1658）。

卷首有顺治十四年丁酉（1657）抚江使者三韩张朝璘（字温如汉军正兰旗人）。

自序云："余奉命抚江，见城廓丘墟，疮痍满目，恻然念之……阅志乘简编而理版籍之残缺，求《纲目》一书，仅存其名矣。……公余简原本而特加订正，寿之犁枣，次第行之。"云云。

前有南昌黎元宽序，以下有李明睿序、熊文举序、李元鼎序。皆署顺治十五年（1685）。

附图卷首行下，有蓬溪知县李时珍编辑，古越参将军韩弘淳参阅，江右医官沈长庚校正。

52卷终，附《濒湖脉学》《奇经八脉考》《释音》（音义具释）。

清雍正十三年乙卯（1735）重刊张朝璘本。

三乐斋于清乾隆三十二年丁亥（1767）重刊张朝璘本。

（3）四库全书缮写本，以江西本为底本缮写，写成于清乾隆四十九年甲辰（1784）。藏热河避暑山庄文津阁及文溯阁。其《濒湖脉学》1卷，《奇经八脉考》1卷，各另列项，不附52卷之后。

（4）刘衡如校点本。1977—1981年由人民卫生出版社出版，分装为四册。前三册（卷1~38）是以江西本为底本校的。第四册（卷39~52）是以金陵本为底本校点的。全书改正旧本错误很多，并增补"茳子"等条，所作校记达12600余条。

3. 杭州本《纲目》

据江西本翻刻的杭州本（武林钱衙本、钱蔚起本）《纲目》52卷，刻于明崇祯十三年（1640）。

卷首有重刻《本草纲目》小引，小引之后，署崇祯庚辰（1640）仲春之朔古临（杭州为宋代临安府，故名古临）钱蔚起镜石父书于六有堂。此本亦称钱蔚起的六有堂本。

由于此本据江西本复刻，其文字内容亦沿袭江西本的增删脱误。而钱氏刻时亦增加一些舛误。

钱蔚起本是清代中叶各种《纲目》版本的底本。如吴毓昌太和堂本、张云中本、书业堂本、绿荫堂本、芥子园本、三乐斋本、务本堂本、英德堂本。兹择其要者如下：

（1）太和堂本：清顺治十二年乙未（1655）吴氏重订《本草纲目》52卷。前有吴毓昌自序及其族人吴太冲、吴本泰的序。附图3卷及《濒湖脉学》《奇经八脉考》。

《中医图书联合目录》78页载有清顺治十二年吴氏太和堂本（附本草图、《濒湖脉学》《脉诀考证》《奇经八脉考》《本草万方针线》）。

按《本草万方针线》，由清初蔡烈先所录。其自序云："自己丑（1709）三月起至壬辰（1712）二月止，逾年者三，手录者三，乃始告厥成功。然所记卷篇，就近行时珍本草，如太和堂、本立堂卷篇皆合。"

从蔡烈先叙中看，在清顺治十二年太和堂刊的《本草纲目》附有蔡烈先《本草万方针线》。此外，蔡烈先在叙中还提到本立堂刊本。太和堂本的翻刻人名吴毓昌。据杭州府志云："吴毓昌字玉函，以太学生为内阁中书，重然诺，急友人难，兼善岐黄术。"

清朝中期，多以钱蔚起本及吴氏太和堂本翻刻，他们都沿袭江西本的增删脱误，亦沿钱刻本的误刻，体例略有小改动。所刻药图多据江西本改绘。改动图有800多幅，有失真者。每半页4幅图，计1110幅，分装为3卷。书末附有李时珍《濒湖脉学》《奇经八脉考》及蔡烈先《本草万方针线》。

（2）张云中重订本：清顺治十二年乙未（1665）苏郡精绘五色图注《本草纲目》52卷，附图3卷，五彩套版精印。

卷首有顺治十二年乙未（1665）苏郡张云中

重订，张青万同参。此本亦据钱蔚起的六有堂本重刊。在苏州刊印，后附有《濒湖脉学》《脉诀考证》《奇经八脉考》《万方针线》。

（3）苏郡书业堂本，清乾隆四十九年甲辰（1784）据太和堂本及苏郡张云中、张青万刻本翻刻。前有吴太冲序、吴毓昌序、钱蔚起小引。本草药品总目下有山阴蔡烈先茧斋父辑。其次为图上、中、下三卷。叙例第一卷上，有蕲州李时珍东壁父编辑，苏郡张鹤羲云中校订，弟鸾翼青万同参，书末附《脉学》《奇经八脉考》及《万方针线》8卷。

清道光六年丙戌（1826）春，苏郡务本堂据书业堂本重刊。

卷首有吴太冲序、吴毓昌序（清顺治十二年太和堂本）、进本草纲目疏、钱蔚起小引（明崇祯十三年杭州本）。附《万方针线》《濒湖脉学》《脉诀考证》《奇经八脉考》。

（4）金阊（苏州）绿荫堂刊本52卷，清康熙二十三年甲子（1684）刻。后附《濒湖脉学》《奇经八脉考》。

（5）芥子园刊巾箱本52卷，清康熙二十五至三十五年（丙寅至丙子，1686—1696）刻，由王概刻。王概字安节，秀水人，工画。王概据清顺治十四年张朝璘刊本兼及明崇祯十三年钱蔚起六有堂本，缩小刻印。

清同治十一年壬申（1872）复刊芥子园巾箱本，书末附《本草万方针线》《濒湖脉学》《奇经八脉考》。

4. 味古斋重校刊本

味古斋重校刊本，光绪十一年乙酉（1885）合肥张绍棠重刊《本草纲目》52卷。是以张朝璘（清顺治十四年，1657）刊本为底本重校刊物。序云："病坊刻濒湖本草之因仍讹误，爰重为锼板，经文集解之舛误者，据依古书检核善本。植物图大半本之吴君申甫……始于癸未（1883）八月，迄乙酉（1885）五月，阅二岁，縻工数万，乃克葳事。"

该本有张绍棠序、张朝璘本五序，夏良心序，张鼎思序，吴毓昌本三序，李建元进疏，蔡烈先自叙，赵学敏《拾遗》小序。

在文字上，沿袭钱蔚起刻本谬误（因据张朝璘本兼钱本）。与金陵本相比较，差异有1600余种。其中有部分校文混如正文。少数条目增加后世医书内容。

附药图3卷，每半页4幅，共收1122幅图。其中有400幅图改绘，一据钱本改绘，一据《植物名实图考》改绘。

附刊李时珍《濒湖脉学》《奇经八脉考》、蔡烈先《本草万方针线》、赵学敏《本草纲目拾遗》。味古斋本为清末以来各种刊本的底本，如鸿宝斋本、商务排印本、人民卫生出版社影印本。

（1）上海鸿宝斋缩印本，印于清光绪十四年戊子（1888）。

卷首有三序：吴毓昌重订《本草纲目》首序、张朝璘重刻《本草纲目》原序、沈祖燕石印《本草纲目》新序，书后附蔡烈先《本草万方针线》、赵学敏《本草纲目拾遗》。《拾遗》末有钱塘张应昌跋。

民国元年壬子（1912）上海鸿宝斋又石印一次。后附《脉学》《奇经八脉考》《万方针线》《本草纲目拾遗》。

（2）商务印书馆于民国二年（1913）、三年（1914）石印一次。民国十五年（1926）重印一次。民国十九年（1930）印《万有文库》时，用铅字排印一次。附有图、《奇经八脉考》《脉

诀考证》《濒湖脉学》《本草纲目拾遗》。装订
30册。

（3）1955年人民卫生出版社影印《本草纲
目》：本书据光绪十一年（1885）张绍棠刻本影
印。书首保留两序一疏："张绍棠重订本草纲目
序、王世贞本草纲目原序，李建元进本草纲目
疏。"原本所附的《脉诀》《奇经八脉考》《万
方针线》《本草纲目拾遗》均未影印。

全书分装上下两册。上册为卷1~17，下册
为卷18~52。下册末附两个索引表，一是药名
索引表，二是释名索引表。全书加以断句，卷
43"龙"条集解文误断为："王符言其形有九。
似头。似驼角。似鹿眼。似兔耳。似牛项。似蛇
腹。似蜃鳞。似鲤爪。似鹰掌。似虎是也。"

第四章

《本草纲目》的新增药品

　　《本草纲目》的新增药物我们通过尚志钧、赵怀舟两位老师对其的相关研究进一步了解。

一、尚志钧的相关研究

　　尚志钧先生（1918.2.4—2008.10.9），本草文献学家。生前系安徽省芜湖皖南医学院教授、弋矶山医院主任医师，全国首届500名老中医药带徒导师，1991年享受国务院津贴。出版著作共35部，发表学术论文共268篇。向全国各大图书馆和大专医学院校捐赠本草文献油印书籍等共600余套。（图13、图14）

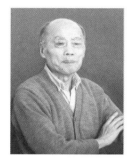
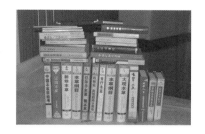

图13 尚志钧　　图14 尚志钧所著书籍

《本草纲目》卷一"采集诸家本草药品总数"标题下，记载李时珍《本草纲目》新增药品374种。尚志钧先生分析它们的出处有五类：一、出自当时用的药品，文献未见记载；二、出自山经地志；三、出自前代方书；四、出自前代本草；五、出自有名无用的药品。兹分别列举如下。

（一）出自当时用的药品

《本草纲目》新增药品有103种出自当时用的药品，前代文献未见记载，兹将这些新增药品列举如下：

（一）水部：《本草纲目》目录水部新增药品11种，其中有7种出自前代文献，4种出自当时用的药。即节气水、车辙中水、䨱水、浸蓝水。

（二）火部：《本草纲目》目录火部新增药品11种，仅有一种作药用，其余不作药用。烛烬。

（三）土部：《本草纲目》目录土部新增药品21种，其中有10种引用前代文献，11种出自当时用的药。千步峰、白蚁泥、螺蛳泥、白鳝泥、犬尿泥、尿坑泥、田中泥、甘锅、砂锅、门臼尘、香炉灰。

（四）金石部：《本草纲目》金石部新增药品26种，其中有13种见录于前代文献，13种出自当时用的药。有宝石、蜜栗子、石面、土黄、金刚石、杓上砂、石鳖、雷墨、火药、猪牙石、碧霞石、龙涎石、铅光石。

（五）草部：《本草纲目》草部新增药品86部，其中有62种见录于前代文献，有24种出自当时用的药。有三七、吉利草、朱砂根、锦地罗、蜘蛛香、线香、千年艾、淡竹叶、鹿蹄草、狗尾草、醉鱼草、海芋、土茯苓、九仙子、黄藤、苦草、虎耳草、羊屎柴、碎米柴、三角风、叶下红、满江红、石见穿。

（六）谷部：《本草纲目》谷部新增药品15种，其中有11种见录于前代文献，有4种出自当时用的药。有玉蜀黍、豇豆、刀豆、粽。

（七）菜部：《本草纲目》菜部新增药品17种，其中有11种见录于当代文献，有6种出自当时用的药。有胡萝卜、南瓜、龙须菜、鸡㙡、舵菜、蒮菜。

（八）果部：《本草纲目》果部新增药品34种，其中有30种见录于前代文献，4种出自当时用的药。如榔梅、金橘、五敛子（阳桃）、波罗蜜。

（九）木部：《本草纲目》木部新增药品21种，其中有10种见录于前代文献，实增11种。如檀香、笃耨香、乌木、猪腰子、石瓜、山矾、扶桑、蜡梅、木棉、黄杨木、柳寄生。

（十）服器部：《本草纲目》服器部新增药品35种。其中有28种见录于前代文献，7种出自当时用的药。如幞头、皮腰带、青纸、吹火筒、铳楔、马鞭、锅盖。

（十一）虫部：《本草纲目》虫部新增药品26种。其中有19种见录于前代文献，7种出自当时用的药。如九香虫、雪蚕、莶香虫、蛱蝶、狗蝇、乳虫、青蒿蠹虫。

（十二）鳞部：《本草纲目》鳞部新增药品

28种。其中22种见录于前代文献，6种出自当时用的药。如鲏鱼、鳟鱼（赤眼鱼）、竹鱼、鳡鱼、鲨鱼、黄鲴鱼。

（十三）介部：《本草纲目》介部新增药品5种，其中有4种见录于前代文献，1种出自当时用的药。如海燕。

（十四）禽部：《本草纲目》禽部新增药品5种，均见录于前代文献。

（十五）兽部：《本草纲目》兽部新增药品23种，其中有20种见录于前代文献，3种出自当时用的药。如山獭、竹䶉、貂鼠。

（十六）人部：《本草纲目》人部新增药品11种，其中有9种见录于前代文献，2种出自当时用的药。如癖石、人势。

（二）出自前代山经地志的药品

《本草纲目》新增药品，有55种见录于前代山经地志一类的书，按书名计，有34种，兹列举如下：

①新增药品见录于《山海经》的有：贲龟、

珠鳖、鱲、猩猩、犛①牛。

②新增药品见录于《荀子》的有：鲦鱼。

③新增药品见录于《吕氏春秋》的有：牦牛、沙棠果。

④见录于《东方朔别传》的有：蛟龙。

⑤见录于《白泽图》的有：彭侯。

⑥见录于嵇含《南方草木状》的有：甘薯、海梧子、人面子、千岁子、睡菜。

⑦见录于崔豹《古今注》的有：酒杯藤子。

⑧见录于干宝《搜神记》的有：治鸟。

⑨见录于晋·郭璞赋，有：石蜐。

⑩见录于贾思勰《齐民要术》，有：蒿子。

⑪见录于《唐书》，有：食蛇鼠。

⑫见录于段成式《酉阳杂俎》，有：四味果、侯骚子、灶马。

⑬见录于《天宝遗事》，有：醒醉草。

⑭见录于郭义恭《广志》，有：系弥子。

⑮见录于范成大《桂海虞衡志》，有：铜鼓草、龙荔、甘剑子、木竹子、橹罟子、罗晃子、

---

① 犛：在汉语词典中"犛"为"牦"的异体字，《本草纲目》一书中，同时存在"犛牛""牦牛"两种药，故本书中"犛"字仍正常使用。

鼯鼠。

⑯见录于沈莹《临海异物志》，有：杨摇子。

⑰见录于《寰宇志》，有：山枣。

⑱见录于《潮州志》，有五子实。

⑲见录于《一统志》，有：鳞蛇、鳙鱼。

⑳见录于《太和山志》，（《武当山志》），有：葛花菜。

㉑见录于徐表《南州记》，有：橦子、夫编子。

㉒见录于刘欣期《交州记》，有：白缘子。

㉓见录于《益州记》，有：天师栗。

㉔见录于《益州方物图》，有：隈支。

㉕见录于《金门记》，有：神水。

㉖见录于郭宪《洞冥记》，有：马肝石。

㉗见录于刘郁《西使记》，有：阿只儿、阿息儿、奴哥撒儿。

㉘见录于熊太古《冀越集》，有：木狗（云：元世祖有足疾，取木狗皮为裤）。

㉙见录于顾玠《海槎录》，有：黄皮果、酸笋。

㉚见录于陶九成《辍耕录》，有：蛇角、鲊

答〔明嘉靖庚子年（1540）蕲州侯屠杀一黄牛得此物，似骨非骨，打破层叠〕、木乃伊。

㉛见录于何薳《春渚纪闻》，有：盐龙。

㉜见录于《竹法真登罗山疏》，有：蒙童。

㉝见录于《月令通纂》，有：节气水。

㉞见录于《韵府》，有：灯盏。

（三）出自前代方书的药品

《本草纲目》新增药品有143种，见录于前代方书。按书名记，有57种，兹列举如下：

①见录于《注解伤寒论》，有：潦水。

②见录于《肘后方》，有：檐溜下泥、鱼笋、梧桐、蒸饼、柳蠹虫、沙虱、黄颔蛇、黄明胶、口津唾、石芝。

③见录于孙思邈《千金方》，有：炭火、白筵草、津符子、相思子、头巾、毡屉、连枷关、簸箕舌、蓝淀、野马、楤担尖。

④见录于《外台秘要》，有：簟、鸊、六畜心、膝头垢。

⑤见录于唐代蔺道人，有：鹗。

⑥见录于刘禹锡《传信方》，有：纸。

⑦见录于《海上方》，有：水蛇。

⑧见录于《海上仙方》，有：鼬鼠。

⑨见录于《圣惠方》，有：洗手足水、树孔中草、棠梨、桃寄生、皮巾子、蒸笼、竹蠹虫、茶蛀虫、天牛、风驴肚内虫、守宫。

⑩见录于《圣济总录》，有：粪坑底泥、粉霜、汤瓶内碱、箸、蛆、苍耳蠹虫、鱼子。

⑪见录于《本事方》，有：皂荚蕈。

⑫见录于《济生方》，有：狗宝。

⑬见录于《惠济方》，有：笤箕柴。

⑭见录于王璆《百一方》，有：炊单布。

⑮见录于《直指方》，有：皮靴。

⑯见录于《和剂局方》，有：地蜈蚣草。

⑰见录于《医说》，有：石斑鱼。

⑱见录于《宣明方》，有：炉甘石、太阳石。

⑲见录于《儒门事亲》，有：环肠草。

⑳见录于《丹溪心法附余》，有：枣猫。

㉑见录于《卫生宝鉴》，有：漏篮子。

㉒见录于《卫生方》，有：水厥。

㉓见录于《卫生易简方》，有：土当归、迎春花、曼陀罗花、荔枝草、水银草、天仙莲、双头莲、猪篮子、历日。

㉔见录于《简便单方》，有：糕、败瓢、樟脑、肥皂荚、钟馗。

㉕见录于《得效方》，有：燕脂、山枇杷柴、木芙蓉、皂荚蠹虫。

㉖见录于《集效方》，有：透骨草、隔山消。

㉗见录于《医林集要》，有：番红花、天芥菜。

㉘见录于《集验方》，有：墓头回。

㉙见录于唐瑶《经验方》，有：蛇眼草。

㉚见录于陈巽《经验方》，有：纤霞草。

㉛见录于《古今录验方》，有：漆器、弊帚。

㉜见录于《经验良方》，有：牛脂芳。

㉝见录于《妇人良方》，有：绢。

㉞见录于《生生编》，有：丝瓜、蘑菰蕈、汗衫。

㉟见录于《普济方》，有：赤土、百草霜、锡吝脂、朵梯牙、山柰、鸭脚青、佛掌花、羊茅、籼、牛鼻拳、蝇、枣蠹虫。

㊱见录于谈野翁《试验方》，有：金丝草、月季花、牛虱。

㊲见录于《如宜方》，有：尿桶。

㊳见录于陆氏《积德堂经验方》，有：土
墼、银朱。

㊴见录于刘松石《保寿堂方》，有：白龙
须。

㊵见录于臞仙《寿域方》，有：半边莲、鹅
项草。

㊶见录于《延寿书》，有：鱼枕。

㊷见录于《峋嵝神书》，有；竹虱。

㊸见录于《延年秘录》，有：洗儿汤。

㊹见录于夏子益《奇病方》，有：枸橘。

㊺见录于《集玄方》，有：灯盏油、簸
箕舌。

㊻见录于《摘玄方》，有：玉簪、凤仙花、
蚕茧草、野岁草、山茶、勒鱼。

㊼见录于戴原礼《证治要诀》，有：剪春
罗、蛇鱼草。

㊽见录于杨清叟《外科》，有：九龙草。

㊾见录于王执中《资生经》，有：扎耳草。

㊿见录于虞抟《医学正传》，有：铜壶滴漏
水、太阳土、郭公刺。

51见录于傅滋《医学集成》，有：瑞香、九里香草。

(52)见录于《医方捷径》，有：桐油伞纸。

(53)见录于杨洪《医方摘要》，有：番木鳖、金鱼。

(54)见录于吴球《活人心统》，有：磨刀水。

(55)见录于《多能鄙事》，有：龙舌草。

(56)见录于《邓才杂兴》，有：苦荞麦。

(57)见录于《乾坤秘韫》，有：紫花地丁。

（四）出自前代本草的药品

《本草纲目》新增药品有51种见录于前代本草，按书名计有14种。兹列举如下：

①见录于《本草经》，有：马蓼。

②见录于陶弘景《本草经集注》，有：鳅鱼、鳊鱼、鱼鳞。

③见录于苏恭（《唐本草》作者苏敬，因避讳改名苏恭），有：黄矾、蘡薁、马绊绳、豪猪。

④见录于《本草拾遗》，有：桑柴火、太阳土、烧尸场上土、蚯蚓泥、烟胶、诸铜器、诸铁器、蓝淀、水藻、水松、菰米、糟、藜、冬青、枸骨、纺车弦、缚猪绳、蚁、桂蠹虫、金蚕、鱼师、蠵龟、牛龄草、狮、小儿胎屎。

⑤见录于大明《日华子本草》，有：黄花蒿。

⑥见录于苏颂《本草图经》，有：章鱼、能鳖。

⑦见录于《政和本草》，有：爪甲。

⑧见录于《饮膳正要》，有：烧酒、葡萄酒、巴旦杏、海红、必思答、鸨、黄羊、黄鼠。

⑨见录于汪机《本草会编》，有：茉莉。

⑩见录于《庚辛玉册》，有：水杨梅。

⑪见录于《本草权度》，有：乌爹泥（孩儿茶）。

⑫见录于汪颖《食物本草》，有：稗。

⑬见录于王纶《本草集要》，有：阿芙蓉。

⑭见录于林洪《清供》，有：寒具。

（五）出自有名无用的药品

《本草纲目》新增药品有21种，并无药物主治功用。虽有药物名称，却无药物之实。

①方民，是介绍各地人民生活习惯，并无药用。

②人傀，介绍特异人，亦无药用的意义。

③诸蛇，介绍11种蛇的情况，未讲到药用。

④解诸肉毒，介绍诸肉中毒解救法。亦非药物。

⑤魖魖、封，无药物功用，仅介绍其情况而已。

⑥天蛇、人汗、眼泪等，只提及对人们有毒无益，并无药物功用。例如眼泪条云："凡母哭泣眼泪堕入子目，令子伤睛生翳。"

⑦人魄，谓人有魂魄，聚则生，散则死，死则魂升于天，魄降于地。

⑧草麻绳索，实为草麻纯熟之误。所引主治功用乃出自《肘后方》的草麻子治水病有泻下作用。又《本草纲目》蓖麻条主治及附方中治水气胀满，与草麻绳索主治内容全同。

⑨炭火、芦火、竹火只讲供煎药用，并无治疗功用。

⑩艾火、神针火作灸法加热用，并不作药用。

⑪砭石、火针作工具用，亦不作药用。

⑫人气、病人衣、胆八香皆不作治病用。胆八香作化妆品用，搽头发，使头发有香气。

二、赵怀舟的相关研究

中国的传统本草学著作，至少从陶弘景的《神农本草经集注》开始就非常重视对药物出处的记载和药物数量的统计。比如，《神农本草经集注》就用朱笔表示《本经》药，用墨笔表示《别录》药，且明确说明《本经》药有365种，《别录》药有365种。这种传统绵延不绝，带来了一个绝大的好处是，即使流传过程中某些书著有所散佚，人们仍然可以从相关记载中对其结构规模和大体内容等宏观信息有所把握。需要指出的是，随着《神农本草经》的独立成书，本草一学已渐趋独立，所以后世本草著作以不同方式标注的所谓药品出处，概指主流本草的记载，而非某药最早使用的医家书著或经史百家的出处来源。

1. 《本草纲目》新增374种药物

众所周知，《本草纲目》新增药的总数为374种。李时珍在《本草纲目·凡例》中说道"时珍续补三百七十四种。虽曰医家药品，其考释性理，实吾儒格物之学，可裨《尔雅》《诗疏》之缺。"[①]需要指出的是，这个数字从李时珍撰成

---

① 刘衡如，刘山永校注.新校注《本草纲目》［M］.北京：华夏出版社，2013：224.

《本草纲目》直至今日，历经400余年版本更迭没有任何变化，是有一定偶然因素包含其间的。

《本草纲目·采集诸家本草药品总数》中介绍本书时说："李时珍《本草纲目》三百七十四种（草部八十六种，谷部一十五种，菜部一十七种，果部三十四种，木部二十一种，服器部三十五种，火部十种，水部十一种，土部二十一种，金石部二十六种，虫部二十六种，介部五种，鳞部二十八种，禽部五种，兽部二十三种，人部一十一种）。"①据刘山永详细考证，《本草纲目》新增各部药品细目当调整为："草部八十五种（减1），谷部一十五种，菜部一十六种（减1），果部三十三种（减1），木部二十一种，服器部三十四种（减1），火部十种，水部十一种，土部二十一种，金石部二十七种（加1），虫部二十六种，介部六种（加1），鳞部二十八种，禽部五种，兽部二十三种，人部一十三种（加2）（文中加减标志系笔者所增）。"②经过校勘考证加加减减的调整之后，这

---

① 明·李时珍著.本草纲目〔金陵版〕［M］.上海：上海科学技术出版社，1993：281.

② 刘衡如，刘山永校注.新校注《本草纲目》［M］.北京：华夏出版社，2013：34.

个数字还能维持374种未变，只能称作巧合。考虑到《纲目》成书"岁历三十稔，书考八百余家，稿凡三易"^①的复杂漫长过程，我们有理由相信，这一数字的最终确定的确是几番删汰沉淀的结果。本文的相关讨论，是在刘山永先生《本草纲目》新校注考证基础之上进行的。

《本草纲目》新增374种药物中的很多品名，是今日中医临床大夫所耳熟能详的。比如：百草霜、银朱、炉甘石、砭石、三七、山柰、番红花、燕脂、半边莲、紫花地丁、凤仙、番木鳖（马钱子）、月季花、土茯苓、透骨草、刀豆、寒具、蒸饼、葡萄酒、南瓜、丝瓜、樟脑、梧桐、扶桑、木芙蓉、纸、守宫、金鱼、黄明胶、爪甲等等。

李时珍自己也相当重视《本草纲目》的新增药品，其上呈神宗皇帝的《遗表》中说："如磨刀水、潦水、桑柴火、艾火、锁阳、山柰、土茯苓、番木鳖、金柑、樟脑、蝎虎、狗蝇、白蜡、水蛇、狗宝、秋虫之类，并今方所用，而古本则

---

① 刘衡如校点.《本草纲目》（校点本）[M].北京：人民卫生出版社，1977：17.

无；三七、地罗、九仙子、蜘蛛香、猪腰子、勾金皮之类，皆方物土苴，而稗官不载。今增新药，凡三百七十四种。"①以上罗列22种稗官不载、古本所无的新增药物，核之今本《本草纲目》其中18种皆属于时珍新增374种药味之列，唯此间罗列偶有用其别名（如金柑、蝎虎）、简称（如地罗）者。仅锁阳（出朱震亨《本草衍义补遗》）、虫白蜡（出汪机《本草会编》）2种，非首载于《纲目》，而秋虫②、勾金皮③2种之名，今本《本草纲目》中暂未得见。

---

① 刘衡如，刘山永，钱超尘等．《本草纲目》研究［M］．北京：华夏出版社，2009：7.

② 秋虫："秋虫"系《本草纲目》卷四十一时珍新增药"鼁鼃"附录"促织"的别名。时珍曰：促织，蟋蟀也。一名蜻，一名蜻蛚。……古方未用，附此以俟。所谓"古方未用"与时珍"并今方所用，而古本则无"之言相合，但《本草纲目》正文中并未提及"秋虫"之名。

③ 勾金皮：明·高濂《遵生八笺·灵秘丹药笺》卷十八"日抄客谈经验奇方"之末，见载此药之相关信息。其文曰："四方珍异药品治病人多不见，即见亦不知治法，揭开于左，以便取用。勾金皮：治无名恶毒，醋磨涂，毒肿即消。牙痛，以皮塞牙缝中即定。又治咽喉乳蛾，每用三五厘，细嚼咽下。……［又考］勾金皮：治冷心气疼与疟疾，俱用酒磨半分服，效。"所谓"四方珍异药品"与时珍"皆方物土苴，而稗官不载"之言相合，然粗检《本草纲目》正文，暂未见"勾金皮"的相关文字。

2. 《本草纲目》新增药物的分类

《本草纲目》一书体例完备，首卷序例之开篇即是"历代诸家本草"、"引据古今医家书目"和"引据古今经史百家书目"三篇内容，指出了本书的主要文献出处。事实上，也指明了《本草纲目》新增药物的主要来源：①时珍自得，②古今医家（医药方书），③经史百家（非医非药）。

为了方便下文讨论，笔者对"历代诸家本草""引据古今医家书目""引据古今经史百家书目"三篇所引书目分别予以编号处理，其中"历代诸家本草"引书42部，为本草类著作，单独编号。"引据古今医家书目"给予编号1～361号（其中，1～84号为自陶弘景以下，唐宋诸本草引用的主要医书；84～361号为李时珍所引用的主要医书）。"引据古今经史百家书目"给予编号362～952号（其中362～512号为自陶弘景以下，唐宋诸本草引用的百家书目；513～952号为李时珍所引用的百家书目）。笔者依据《本草纲目》引用文献的特征将时珍新增374品分为以下三类。

2.1　未见相关参考文献，由李时珍亲自考察新增者65品：

其特征是全药论述过程中未引述任何前代文献，此类药品当是时珍亲自考察、访问所得者。

第1类，得自时珍亲验诸品有：车辄中水、廜水、浸蓝水、芦火/竹火、神针火、烛烬、千步峰、白蚁泥、螺蛳泥、白鳝泥、犬尿泥、尿坑泥、田中泥、甘锅、砂锅、门臼尘、香炉灰、蜜栗子、石面、杓上砂、石鳖、火药、猪牙石、碧霞石、龙涎石、铅光石、朱砂根、锦地罗、蜘蛛香、千年艾、淡竹叶、狗尾草、九仙子、苦草、碎米柴、羊屎柴、三角风、叶下红、满江红、石见穿、玉蜀黍、粽、鸡㙡、舵菜、椰梅、波罗蜜、笃耨香、猪腰子、石瓜、蜡梅、柳寄生、病人衣、皮腰带、青纸、吹火筒、铳楔、马鞭、锅盖、蘹香虫、竹鱼、黄鲴鱼、解诸肉毒、人汗、眼泪、人魄等。总计65种，约占全部新增药374种的17.4%。

在古代医家中李时珍是十分强调文献来源之标注的，一方面是不掠其美、不没其实的要求，另一方面也是是非有归、文责自负的体现。一般而言，未见明确参考文献出处的药品，最有可能是李时珍亲自考察得来的实增药品。举例而言，《本草纲目》卷十六"淡竹叶"当是李时珍亲自考证所得，其文如下。

淡竹叶（《纲目》）

【释名】根名碎骨子。〔时珍曰〕竹叶象形。碎骨言其下胎也。

【集解】〔时珍曰〕处处原野有之。春生苗，高数寸，细茎绿叶，俨如竹米落地所生细竹之茎叶。其根一窠数十须，须上结子，与麦门冬一样，但坚硬尔，随时采之。八九月抽茎，结小长穗。俚人采其根苗，捣汁和米作酒曲，甚芳烈。

【气味】甘，寒，无毒。

【主治】叶：去烦热，利小便，清心。根：能堕胎催生（时珍）。

当然，未给出明确参考文献的药品，也不除外访询耆宿野老，或者综合各家文献而来者。举例而言，"波罗蜜"中未明确开列相关引用文献，但"〔时珍曰〕波罗蜜，梵语也。因此果味甘，故借名之。安南人名曩伽结，波斯人名婆那娑，拂林人名阿萨骈，皆一物也。……波罗蜜生交趾、南邦诸国，今岭南、滇南亦有之。"①时珍并未远涉各国，却有可能从岭南、滇南的相关记载或者通过问询彼方人士获得相关信息。可以指出的是"南邦诸国"金陵本作"南番诸国"，校点本由于时代限制对个别族名、地名、番国名称有所改写，新校注本从保存古籍原貌的理念出发，对此现象进行回改，此属回改未尽之例。

"解诸肉毒"中未明确开列相关引用文献，然据刘山永考核，本药内容与《千金》《肘后》《普济》诸书关系密切。

实地考察品验、咨询耆宿野老、综汇各家文献均属于开创性的工作，笔者把《本草纲目》新增药品中的这一类药（其特征是未见参考文献的征引）勉强称作得自时珍亲验者。事实上，李时珍对于《本草纲目》中的每一味药，能够亲验、观察者，均躬亲实践；能够从古今医家、经史百家中汲取灵感与养分。上述分类法，仅是勉强为之。

考虑到本草药物与医药著作关系最为密切，

---

① 刘衡如，刘山永校注.新校注《本草纲目》[M].北京：华夏出版社，2013：1234.

笔者将李时珍新增某药参考文献中出现《本草纲目》"历代诸家本草"（1～41号，不计其中第42种《本草纲目》本身），或"引据古今医家书目"（1～361号），总凡402部书籍中至少1部者，称之为《本草纲目》新增药物的第2类——得自古今医家（医药方书）者。

2.2　医药方书已有涉及，未被主流本草正式收录者215品：

所谓医著方书不难判别，而所谓药书当以李时珍《本草纲目》卷一序例上"历代诸家本草"所录为准，约略统计得42部之数，其细目始自《神农本草经》终于《本草纲目》。这42部中药（本草）著作是：《神农本草经》《名医别录》《桐君采药录》《雷公药对》《李氏药录》《吴氏本草》《雷公炮炙论》《唐本草》《药总诀》《药性本草》《千金食治》《食疗本草》《本草拾遗》《海药本草》《四声本草》《删繁本草》《本草音义》《本草性事类》《食性本草》《蜀本草》《开宝本草》《嘉祐补注本草》《图经本草》《证类本草》《本草别说》《日华诸家本草》《本草衍义》《洁古珍珠囊》《用药法象》《汤液本草》《日用本草》《本草歌括》《本草衍义补遗》《本草发挥》《救荒本草》《庚辛玉册》《本草集要》《食物本草》《食鉴本草》《本草会编》《本草蒙筌》《本草纲目》等。本文讨论《本草纲目》本身的新增药物现象，自然不能将《本草纲目》本身算进来。

这里有一个理论问题需要讨论，那就是得自前代本草的药品为何标注为《本草纲目》之药。这不是本文讨论的重点，但需要略作说明。举例而言，"燕脂"中引《开宝本草》"小儿聤耳，浸汁滴之"云云。《开宝本草》久佚，今幸有尚志钧辑本存世。尚志钧辑本《开宝本草·草部中品之下》卷第九："红蓝花：味辛，温，无毒。主产后血运口噤，腹内恶血不尽，绞痛，胎死腹中，并酒煮服。亦主蛊毒下血，堪作燕脂。……其燕脂，主小儿聤耳，滴耳中。生梁汉及西域。一名黄蓝。《博物志》云：黄蓝，张骞所得，今仓魏地亦种之。今附。"[①]以此例视之，燕脂一品，仅是红蓝花下提及的相关制成品，虽然亦有药效文字，但在《开宝本草》原书中毕竟不是作

① 尚志钧辑校.《开宝本草》［辑复本］［M］.合肥：安徽科学技术出版社，1998：218.

为正品药物提出的。这或许就是某药的部分文字前代本草著作有所涉及，而作为正品药物，某某药比如"燕脂"仍当承认是《纲目》首载的原因之一。

第2类，得自古今医家（医药方书）诸品有：潦水、铜壶滴漏水、磨刀水、洗手足水、洗儿汤、阳火/阴火、桑柴火、炭火、火针、灯火、赤土、太阳土、烧尸场上土、蚯蚓泥、粪坑底泥、檐溜下泥、乌爹泥、土墼、烟胶、百草霜、锡吝脂、诸铜器、诸铁器、粉霜、银朱、炉甘石、石炭、砒石、黄矾、汤瓶内碱、太阳石、朵梯牙、三七、土当归、金丝草、山奈、瑞香、茉莉、线香、黄花蒿、番红花、燕脂、箬、迎春花、剪春罗、蓝淀、马蓼、水杨梅、地蜈蚣草、半边莲、紫花地丁、漏篮子、玉簪、凤仙、曼陀罗花、海芋、番木鳖、月季花、土茯苓、黄藤、水藻、水松、白龙须、树孔中草、牛齝草、九龙草、荔枝草、水银草、透骨草、蛇眼草、鹅项草、蛇鱼草、九里香草、白筵草、环肠草、扎耳草、蚕茧草、野岁草、纤霞草、牛脂芳、鸭脚青、天仙莲、双头莲、猪蓝子、天芥菜、佛掌花、郭公刺、迤箕柴、山枇杷叶、隔山消、墓头回、羊

茅、苦荞麦、籼、稗、菰米、阿芙蓉、豇豆、刀
豆、糕、寒具、蒸饼、烧酒、葡萄酒、糟、胡萝
卜、蓴菜、水蕨、藜、败瓢、丝瓜、皂荚蕈、蘑
菰蕈、巴旦杏、棠梨、海红、蘡薁、津符子、必
思答、樟脑、梧桐、肥皂荚、相思子、枸橘、冬
青、枸骨、木芙蓉、山茶、桃寄生、绢、汗衫、
头巾、幞头、皮巾子、毡屉、皮靴、纸、桐油伞
纸、历日、钟馗、纺车弦、连枷关、楤担尖、
簟、漆器、灯盏油、蒸笼、炊单布、弊帚、簸箕
舌、鱼笱、草麻绳索、马绊绳、缚猪绳、牛鼻
拳、尿桶、九香虫、蛱蝶、枣猫、蚁、蛆、蝇、
狗蝇、牛虱、柳蠹虫、桂蠹虫、枣蠹虫、竹蠹
虫、苍耳蠹虫、青蒿蠹虫、皂荚蠹虫、茶蠹虫、
天牛、沙虱、风驴肚内虫、金蚕、蛟龙、守宫、
鳞蛇、水蛇、黄颔蛇、诸蛇、勒鱼、石斑鱼、金
鱼、鳅鱼、鲼鱼、章鱼、鱼师、鱼鮸、鱼鳞、鱼
子、蠵龟、能鳖、鸨、雕、鹗、黄羊、黄明胶、
狗宝、六畜心、狮、牦牛、犛牛、野马、豪猪、
黄鼠、鼬鼠、膝头垢、爪甲、小儿胎屎、癖石、
口津唾、方民、人傀等。总计215种，约占全部新
增药374种的57.5%。

举例而言，《本草纲目》玉簪（099/374）

一药，虽是"处处人家栽为花草"的常见药草，然而此前的本草书著中却未见收录。李时珍发现《海上方》《摘玄方》、赵真人《济急方》、臞仙《乾坤生意》、余居士《选奇方》等传世方书中，均有使用本品的散在记载，遂将上述信息非常谨慎地加以整合处理，不仅以"附方"的形式保留了方书的内容，同时通过实际考察，补充完善了该药的释名、集解、气味、主治等内容，使方书中零星记载的药草，以统一、完整的体例、格式出现在本草书中。从方书中收录本草最为典型的例证，可能要数丝瓜一味了。《本草纲目》丝瓜（178/374）一药，"时珍曰：丝瓜，唐宋以前无闻，今南北皆有之，以为常蔬"。此药瓜下附方新28首，叶下附方新6首，藤根下附方新7首（实数8首），是则此药不但分布广泛，而且临床实践日久。应用如此广泛、疗效可靠的药味，《本草纲目》加以收载是及时和必要的。而有些药味，方书中偶一用之，李时珍也谨慎地加以收录了，比如《本草纲目》野马（348/374）一药，"时珍曰：野马，孙思邈《千金方》载有功用，而《本草》不收，今采补之。"得自古今医家（医药方书）的药物所占比例独重，说明从方书中收录本草是本草学者扩大药源的重药方式之一。

第2类时珍新增药物，若再细分可以分为源自前代本草的药品（引本草书1～41号）、源自医著方书的药品（引医家书1～361号）两类。上述分法，实施起来并不困难，然而这种分类方式与历代以来本草药物出处标志的习惯略不相合。一般而言，未被前代主流本草作为正品收录的药味才有可能被时珍标以"纲目"2字。所以，本文暂不从"得自古今医家（医药方书）"的第2类《本草纲目》新增药物中再细分出所谓"得自前代本草"的药品。

出现在医著方书中的药物信息，在《本草纲目》中可以以"发明""附方"甚至"释名""集解"等多种形式加以保存，为何标注为《纲目》之药。这个问题笔者一直在思考，却始终困惑而未得其解。在与《山西中医》王存明编辑讨论时，他提供了相关书著和新的思路，值得思考。L.S.戈特曼A.吉尔曼著《治疗学的药理基础》一书中介绍"在美国凡是记载在美国药典（U.S.P.）、美国药局方（N.F.）或类似药典中的药物，都是法定药物。别的国家也有同样的药物标准书籍。"①《本草纲目》属个人撰述，虽然不是国家药典性质的官方本草，但其内容的实质，仍然相当于一个行业标准（有些情况下"行业标准"的质量甚至高于"国家标准"，从实际发挥效用的角度来看《本草纲目》的成就的确远远超过了《本草品汇精要》）。作为标准性质的重要文献，其载体形式应当是更加严谨的专业书籍。从这个角度看，人们讨论某味药强调它是《本经》药、《别录》药，抑或是《开宝》药、《纲目》药时，的确有将记载它的相关本草著作视为学术标准的意味在其间。应当说，自觉地从药物标准的高度对本草知识加以梳理、记载和审查，是中国主流本草的优良传统。某部本草著作（不仅仅局限于《本草纲目》）如果能够将此前并未收入本草著作中的、当时或前代医著方书中的药物信息，通过严谨、科学的归纳整理，严格、缜密的学术审查，适当补充所缺项目，并作为独立的一条，加以合理完整地收载记录，我们就应当承认此药首载于这部本草著作。现代意义上行业

---

① 谭世杰，唐虽，林兆俣，朱蘦主译，Louis S.Goodman ,Alfred Gilman 著 . 治疗学的药理基础［M］. 上海：上海科学技术出版社，1963：10.

标准或国家标准[①]都是开放包容的标准、与时俱进的标准，中国传统的本草书著与此类似，随着时代的更替主流本草总在不断地更新变化。这就是《本草纲目》开篇"历代诸家本草"要不厌其繁地罗列从《本经》到《纲目》40余种诸家本草的原因。从学术标准这个更加严苛的视角去考察，李时珍"历代诸家本草"中的罗列，非但不是有所脱略，反而略有宽泛之嫌。

考虑到在古代医家也是百家之一，所以尽管这类药物中某些医药著作或医家姓氏仅出现一次，也将其归属于本类。而时珍《本草纲目》新增药品的参考文献全部是经史百家者方才归属为第3类，笔者称之为"得自经史百家者"。

---

① 《中华人民共和国国家标准·质量管理和质量保证标准·ISO前言》中说："ISO（国际标准化组织）是由各国标准化团体（ISO成员团体）组成的世界性的联合会。制定国际标准的工作通常由ISO的技术委员会完成。各成员团体若对某技术委员会已确立的标准项目感兴趣，均有权参加该委员会的工作。与ISO保持联系的各国际组织（官方的或非官方的）也可参加有关工作。……由技术委员会正式通过的国际标准草案提交各成员团体表决，国际标准需取得至少75%参加表决的成员团体的同意才能正式通过。"（中华人民共和国国家标准·质量管理和质量保证标准［S］.北京：中国标准出版社，1995：2.）

2.3　子史经传声韵农圃，所涉药物品类应收尽收者94品：

笔者将《本草纲目》新增药品行文中有参考文献，但其参考文献中并未出现医药文献，而是主要出自"引据古今经史百家书目"（362～952号），总凡591部书目范围的药物，称作李时珍新增药品的第3类，也可以勉强称为得自经史百家之药。

经笔者粗略统计，主要从方书、药书以外的经史子集等著作中考察所得之药如下所示。为方便考察，简要罗列其出处。凡《本草纲目》引用山经地志百家文献，仅有一书者抄录；凡《本草纲目》引用子史经传百家文献，两种或两种以上者，仅酌情选录其中两种书目，以等字结尾，仅起提示作用，不具通检功能。

第3类，得自经史百家诸品有：神水（出《金门记》）、节气水（出《月令通纂》）、阿井水（出《笔谈》《管子》等）、燧火（出《周礼》《道书》等）、艾火（出《南齐书》等）、宝石（出《山海经》《吴录》等）、石芝（出《抱朴子》、焦希程等）、土黄（出独孤滔）、金刚石（出《抱朴子》《丹房镜源》等）、雷墨（出

《雷书》《岭表录》等）、马肝石（出《洞冥记》）、吉利草（出《南方草木状》）、排草香（出《桂海志》）、鹿蹄草（出《宝藏论》）、醉鱼草（出《中山经》）、龙舌草（出《多能鄙事》）、虎耳草（出独孤滔）、铜鼓草（出《虞衡志》）、醒醉草（出《天宝遗事》）、阿只儿（出《西使记》）、阿息儿（出《西使记》）、奴哥撒儿（出《西使记》）、甘薯（出《异物志》《草木状》等）、酸筍（出《海槎录》）、南瓜（出王祯《农书》）、龙须菜（出《博物志》）、睡菜（出《记事珠》《南方草木状》等）、葛花菜（出《太和山志》）、天师栗（出《益州方物记》）、金橘（出《橘谱》《汉书》等）、龙荔（出《桂海志》）、五敛子（出《桂海志》《草木状》等）、五子实（出《潮州志》《广州记》等）、沙棠果（出《吕氏春秋》《山海经》等）、甘剑子（出《桂海志》）、杨摇子（出《临海异物志》）、海梧子（出《南方草木状》）、木竹子（出《桂海志》）、橹罟子（出《桂海志》）、罗晃子（出《桂海志》《海槎余录》）、㯂子（出《南州记》）、夫编子（出《南州记》）、白缘子（出《交州记》）、系弥子（出《广志》）、人面子（出《草木状》《方舆胜览》）、黄皮果（出《海槎录》）、四味果（出《酉阳杂俎》）、千岁子（出《草木状》《桂海志》）、侯骚子（出《酉阳杂俎》）、酒杯藤子（出《古今注》）、蔄子（出《齐民要术》）、山枣（出《寰宇志》）、隈支（出《益州方物图》）、褱香（出《楞严经》）、乌木（出《南方草物状》《古今注》等）、山矾（出周必大、黄庭坚等）、扶桑（出《霏雪录》《草木状》等）、木绵（出《南史》《吴录》等）、黄杨木（出《酉阳杂俎》）、雪蚕（出《草木子》《拾遗记》等）、乳虫（出《白獭髓》《淮南万毕术》等）、灶马（出《酉阳杂俎》）、竹虱（出《岣嵝神书》）、唼腊虫（出《广州记》《博物志》等）、盐龙（出《春渚纪闻》）、天蛇（出《笔谈》）、蛇角（出《辍耕录》《唐书》等）、鲂鱼（出陆佃；《西征赋》等）、鳟鱼（出《说文》、孙炎等）、鳡鱼（出《诗》《东山经》等）、鲨鱼（出《尔雅》、郭璞等）、鲦鱼（出《荀子》）、鳒鱼（出《临海志》《东山经》等）、鳞鱼（出《尔雅》《北户录》等）、贲龟（出《尔雅》《山海经》等）、珠鳖

（出《山海经》《一统志》等）、石蛳（出《真腊记》、江淹等）、海燕（出《临海水土记》《临海异物志》等）、鹦鹍（出《交州志》、竺真《罗山疏》等）、治鸟（出《搜神记》《酉阳杂俎》等）、鲊答（出《辍耕录》《易占》等）；木狗（出《冀越集》）、山獭（出《虞衡志》《齐东野语》等）、鼠鼠（出《周易》《虞衡志》等）、竹鼬（出《燕山录》）、貂鼠（出《尔雅翼》《说文》等）、食蛇鼠（出《唐书》）、猩猩（出《逸周书》《山海经》等）、罔两（出《周礼》《国语》等）、彭侯（出《白泽图》《搜神记》等）、封（出《江邻几杂志》《白泽图》等）、人气（出《续汉书》《抱朴子》等）、人势（出《辍耕录》）、木乃伊（出《辍耕录》）等。总计94种，约占全部新增药374种的25.1%。

典型药物举例如下：

竹虱（《纲目》）

【释名】竹佛子（《纲目》）、天厌子。

【集解】〔时珍曰〕竹虱生诸竹，及草木上皆有之。初生如粉点，久便能动，百十成簇。形大如虱，苍灰色。或云湿热气化，或云虫卵所化。古方未有用者。唯南宫从《岣嵝神书》云：
江南、巴邛、吴越、荆楚之间，春秋竹内有虫似
虿而苍，取之阴干，可治中风。即此也。

【气味】有毒。

【主治】中风，半身不遂，能透经络，追涎
（时珍）。

【附方】新一。中风偏痹半身不遂者。用
麻黄以汤熬成糊，摊纸上，贴不病一边，上下令
遍，但除七孔，其病处不糊。以竹虿焙为末三
钱，老人加麝香一钱，研匀，热酒调服，就卧。
须臾药行如风声，口吐出恶水，身出臭汗如胶。
乃急去糊纸，别温麻黄汤浴之。暖卧将息，淡食
十日，手足如故也（《岣嵝神书》）。

此药释名、集解、气味、主治、附方等主要
项目相对完整，但李时珍明确指出"古方未有用
者"，而详考所谓南宫从《岣嵝神书》属李时珍
所引用的百家书目（笔者编号750）。由此，我们
可以确认本书系李时珍采自本草、医方以外的书
籍。这类药物中最为典型的当属"1299山矾"一
味了，因其引证繁多，不劳枚举。

可以顺带指出的是，并非所有《纲目》曾经
引用的经史百家书目都出现在第362～952号（总

凡591部书目）范围之内。举例而言，《本草纲目》甘草、远志、黄芩、莎草、香附子、枲耳、睡菜、橄榄、马槟榔、茯苓等药中均提及《记事珠》一书【此书系明·刘国翰所撰，刻成于明嘉靖15年（1536）】；《本草纲目》银、滑石、薰草、零陵香、鹿角菜、皋芦、沉香、蜜香、丁香、麒麟竭、木棉、蜈蚣、两头蛇、比目鱼、鲛鱼、乌贼鱼、水龟、真珠、象等药中均提及《南越志》一书（此书系南朝宋·沈怀远所著，其书久佚。相关佚文散见于《齐民要术》《艺文类聚》《文选注》《初学记》《北户录》《太平御览》《太平寰宇记》《资治通鉴》等书著中）；《本草纲目》槟榔、鹦鹅等药中均提及竺真《罗山疏》一书；《本草纲目》第31卷五子实中提及《潮州志》一书；《本草纲目》第51卷竹䶉中提及《燕山录》一书，然而上列诸书《本草纲目》卷一"引据古今经史百家书目"中均未予著录。上述现象提示时珍引书的复杂程度可能远远超出一般读者的想象，这从另一个侧面展示了时珍穷搜博览、精益求精的治学精神。此外，类似山矾中之《芸香赋》；金橘中之《上林赋》；鲔鱼中之《西征赋》；石蚴中之江淹《石蚴赋》《郭璞赋》；醉鱼草中之《中山经》；鳡鱼中之《东山经》等名目，或因单篇零幅、难称书著，或因包含于其他书籍之中，其名称不直接出现在"引据古今经史百家书目"中是可以理解的。

3. 《纲目》新增药物存在的问题

由于目力所限，《本草纲目》新增药物如果脱离"历代诸家本草"的范围，可能还有需要商榷的地方。郑金生已撰文指出："由于李时珍囿于个人见闻，还有很多文献他无法得见，因此若干药名的出处不尽准确，也是难免的事。例如《本草纲目》的土当归、鹿蹄草、紫花地丁、曼陀罗、醉鱼草、虎耳草、水银草、天仙藤、双头莲、黄杨木等，原标出处为'纲目'，实际出处是南宋·王介《履巉岩本草》（1220）。由于《履巉岩本草》晚到20世纪中才浮现。李时珍是通过转引才得到该书资料，因此有此失误。"[①]如果以本草书著收载为出处标准，则上述10药的确当归属其出处为《履巉岩本草》。当然衡之于社会现实、临证实践，我们有理由相信，上述10

① 刘衡如，刘山永，钱超尘等.《本草纲目》研究［M］.北京：华夏出版社，2009：2016.

种药物的民间使用甚或医家方书、经史百家的记录，或当更早于《履巉岩本草》的文献记载。

真正的本草学者都有一种求全责备、发现未知的责任感，正如江西本《本草纲目》书前张鼎思序中所言："药者，医用也。良医之用药也简，而其储药也备。……此书之作，固储道也。"①正是由于这个原因，我们在《本草纲目》一书中常可见到"〔时珍曰〕竹蠹虫，古方未见用者，唯《袖珍方》治小儿蜡梨用之。"②"〔时珍曰〕蝴蝶古方无用者，唯《普济方》载此方治脱肛，亦不知用何等蝶也。"③如此种种的基于发现的兴奋；"此豆（豇豆）可菜、可果、可谷，备用最多，乃豆中之上品，而《本草》失收，何哉？"④"〔时珍曰〕小麦面修治食品甚多，唯蒸饼其来最古……而《本草》不载，亦一

---

① 刘衡如，刘山永，钱超尘等.《本草纲目》研究［M］.北京：华夏出版社，2009：5.

② 刘衡如，刘山永校注.新校注《本草纲目》［M］.北京：华夏出版社，2013：1537.

③ 刘衡如，刘山永校注.新校注《本草纲目》［M］.北京：华夏出版社，2013：1513.

④ 刘衡如，刘山永校注.新校注《本草纲目》［M］.北京：华夏出版社，2013：1023.

缺也。"① "〔时珍曰〕豪猪《本草》不载，唯孟氏《食疗本草》猬条说之。"②如此种种的基于遗憾的感叹。笔者进一步推测，学科细化、医药分家正是本草学家重视从百家到医家、从方书到本草，不断追求新增药物、不断探求新生功效的不竭动力。

4. 小结

笔者起草本文时，正值忧患无奈之际，没有条件详考前人的工作。继则看到尚志钧先生1991年6月相同性质的文章，不得不叹服尚老工作之细致与果断。笔者仅仅从参考文献的外在特征入手，对李时珍新增374药进行了宏观分析，尚老却深入每一味药物的实质内涵，给出了与众不同的统计结论，虽然二十五、六年过去了，再读其文仍然给人以耳目一新之感。现将尚老"《本草纲目》新增药品出处的分析"③一文之结论摘要录之如下，以资对比。

---

① 刘衡如，刘山永校注.新校注《本草纲目》［M］.北京：华夏出版社，2013：1036.

② 刘衡如，刘山永校注.新校注《本草纲目》［M］.北京：华夏出版社，2013：1858.

③ 尚志钧.《本草纲目》新增药品出处的分析［J］.时珍国药研究，1991，2（2）：49–53.

尚老指出，《本草纲目》新增药品（374种）的出处，有五类：一、出自当时用的药品，文献未见记载（103种）；二、出自山经地志（55种，实数为58种）；三、出自前代方书（143种，实数为142种）；四、出自前代本草（51种）；五、出自有名无用的药品（21种，实数为20种）。尚老的工作与笔者的工作两相对比，我们可以得出如下几个初步的结论：①将尚老第3、4两类药品相加，其基本意涵等同于笔者的第2类（医药方书）药品，虽然二者的具体数值并不完全一致，但二者所占比例均超过新增药品总数（374种）之半。因此，前文李时珍新增药物得自医药方书者独多的结论仍可成立。上述结论亦可笼统表述为"从方书到本草者独多"，这在一定程度上刻画了本草书著在完善过程中的某个历史阶段，某物从方到药的转化现象和表现方式；②笔者第1类（时珍自得）药品较尚老第一类（当时所用）药品少了近40种、笔者第3类（经史百家）药品较尚老第二类（山经地志）药品多出近40种，从宏观角度分析当是有一部分"经史百家"的药尚老归入"当时所用"中去了（具体情况可能更复杂一些，不除外还有"医药方书"的药物进入"当时所用"

的情形）；③尚老21种"有名无用"的药品笔者
所无，这些药品之所以定其为有名无用，完全是
从其效用实质加以判断的。这是尚老的工作远超
笔者的突出表现之一。为使大家查考方便，笔
者将上述21种（实数为20种）的具体药名罗列如
下：方民、人傀、诸蛇、解诸肉毒、魍魎、封、
天蛇、人汗、眼泪、人魄、草麻绳索、炭火、
芦火、竹火（《本草纲目》中将芦火、竹火是作
为1个药物加以讨论的，不应该分别统计）、艾
火、神针火、砭石、火针、人气、病人衣、胆八
香等。

　　另需指出的是，尚老成就其文时所用的工
作底本是刘衡如本，与笔者使用的刘山永本略有
差别，这也是两种统计有所差异的原因之一。比
如《本草纲目》卷三十八"灯盏"一药，在刘衡
如本中还标作《纲目》药，在刘山永本已更正作
《拾遗》药。刘山永出注指出："此条（指灯盏
一药）见《大观》《政和本草》卷四'正月十五
日灯盏'，为唐代之《本草拾遗》药，不应下引

宋代之《韵府群玉》。"①尚老视此为"出自前代山经地志"药品的最末一品，而笔者则不计此药为《纲目》新增药。

虽然笔者的分类统计方法远较尚老的分类计算方法直观简单，但由于成文仓促，难免识辨计数有误，特将"《本草纲目》新增374种中药简表"附于文后，方便阅者核准。（表1）

表1《本草纲目》新增374种中药简表

流水号	部类流水号	药名及序号	文献出处	附方及备注
增001	水部1	0002潦水	韩退之诗；成无己曰（《注解伤寒论》）等	无附方
增002	水部2	0011神水	《金门记》等	无附方
增003	水部3	0016节气水	《月令通纂》等	无附方
增004	水部4	0023阿井水	沈括《笔谈》；《管子》；陆羽等	无附方
增005	水部5	0028车辋中水		无附方
增006	水部6	0032氿水		无附方
增007	水部7	0035铜壶滴漏水	虞抟（《医学正传》）等	无附方

说明：

① 此表据刘山永《本草纲目》新校正完成。第1栏是新增药物的流水号，故可得1～374之数，冠以"增"字以为提示；第3栏是所增药名及其在刘山永本中的流水号，刘本厘定《本草纲目》的药味总数为1897种，故最大数值为1897。

---

① 刘衡如，刘山永校注.新校注《本草纲目》［M］.北京：华夏出版社，2013：1474.

续表

②本表第4栏"文献出处"空白诸药计65种,属第1类(时珍自得)药;本表第3栏加粗诸药计94种,属第3类(经史百家)药;其余药物数量最多计215种,属第2类(医药方书)药。

③与《本草纲目》所载旧本药物一样,李时珍新增药品374味之下亦时有"附录"诸品,拟另文讨论,不在本文讨论范围之内。尚志钧先生将0060太阳土的出处归属为《本草拾遗》有误,他实际标注的是该药"附录"执日天星上土、二月上壬日土的出处。太阳土见《医学正传》。

流水号	部类流水号	药名及序号	文献出处	附方及备注
增008	水部8	0037磨刀水	《集简方》;扁鹊方;《救急方》;《活人心统》等	附方:新五
增009	水部9	0038浸蓝水		无附方
增010	水部10	0041洗手足水	《圣惠》等	无附方
增011	水部11	0042洗儿汤	《延年秘录》等	无附方
增012	火部1	0044阳火、阴火	《抱朴子·外篇》;陆游;《素问》王冰注;《原化记》;蔡九峰;朱震亨;东垣;周子;《内经》;朱子;岐伯;刘河间;陈无择等	无附方
增013	火部2	0045**燧火**	《周礼》;《道书》等	无附方
增014	火部3	0046桑柴火	朱震亨;抱朴子;陈藏器等	无附方
增015	火部4	0047炭火	《千金方》;《圣惠方》;《普济方》;《济急方》;《百一方》;《经验方》等	附方:新六
增016	火部5	0048芦火、竹火		无附方
增017	火部6	0049艾火	邵子;《南齐书》等	无附方
增018	火部7	0050神针火		无附方

续表

流水号	部类流水号	药名及序号	文献出处	附方及备注
增019	火部8	0051 火针	《素问》；《伤寒论》；《灵枢经》等	无附方
增020	火部9	0052 灯火	《济急方》；《小儿惊风秘诀》；方广《心法附余》；《集玄方》等	附方：新七
增021	火部10	0054 烛烬		无附方
增022	土部1	0057 赤土	《普济方》；《御药院方》；《千金方》等	附方：新三
增023	土部2	0060 太阳土	《正传》等	无附方
增024	土部3	0066 千步峰		无附方
增025	土部4	0070 烧尸场上土	《本草拾遗》；《何氏方》；《集简方》；《集玄方》等	附方：新四
增026	土部5	0082 白蚁泥		无附方
增027	土部6	0083 蚯蚓泥	藏器；日华；苏恭；邵氏《青囊方》；《简便方》；《皆效方》；《圣惠方》；危氏《得效方》；蔺氏《经验方》；《丹溪方》；《外台》；《永类钤方》；《子母秘录》；《千金方》；《集效方》；邵真人《经验方》；《摘玄方》；《便民图纂》等	附方：旧五，新十七
增028	土部7	0084 螺蛳泥		无附方

④ 本表第4栏"文献出处"为李时珍《本草纲目》原文描述，可参看《本草纲目》"序例·历代诸家本草"详解。

⑤ 本表第5栏是"附方与备注"，初步统计374种时珍新增药中有附方者95味，无附方者279味。其中第1类（时珍自得）药中有附方者0味，无附方者65味；其中第2类（医药方书）药中有附方者93味，无附方者122味；其中第3类（经史百家）药中有附方2味（0672龙舌草、1527竹虱），无附方者92味。

说明：本表中的书名和人名皆是尊重《本草纲目》的原文而来的，所以相关简称、省称不宜一一补全，若统一改写反不方便学者核对。

流水号	部类流水号	药名及序号	文献出处	附方及备注
增029	土部8	0085 白鳝泥		无附方
增030	土部9	0087 犬尿泥		无附方
增031	土部10	0089 尿坑泥		无附方
增032	土部11	0090粪坑底泥	《圣济总录》等	附方：新一
增033	土部12	0091檐溜下泥	《肘后方》等	附方：新一
增034	土部13	0092 田中泥		无附方
增035	土部14	0094 乌爹泥	《本草权度》；《积德堂方》；《纂奇方》；唐氏；孙氏《集效方》；《董炳方》等	附方：新八
增036	土部15	0098 土墼	陆氏《积德堂方》等	附方：新一
增037	土部16	0099 甘锅		无附方
增038	土部17	0100 砂锅		无附方
增039	土部18	0104 烟胶	《积德堂方》；《圣济录》；陈藏器等	附方：新三（当作旧一、新二）

续表

流水号	部类流水号	药名及序号	文献出处	附方及备注
增040	土部19	0107 百草霜	苏颂；《刘长春经验方》；《集简方》；《经验方》；《笔峰杂兴方》；《杜壬方》；《永类方》；《邵真人经验方》；《续十全方》；《灜江方》；《全幼心鉴》；《圣惠方》；《医说》；《千金方》；《普济方》；《三因方》；《简便方》；《证类本草》；《外台秘要》等	附方：新二十
增041	土部20	0109 门臼尘		无附方
增042	土部21	0112 香炉灰		无附方
增043	金石部1	0118 锡吝脂	《普济方》等	附方：新一
增044	金石部2	0134 诸铜器	大明；赵希鹄《洞天录》；藏器等	无附方
增045	金石部3	0143 诸铁器	藏器《拾遗》；《开宝》；《普济方》；《圣惠方》；《集玄方》；《集简方》；张杲《医说》；大明《日华》；《圣济录》；《外台》；《千金方》；张华等	铁秤锤：附方：新四布针：附方：新一。铁铧：新三车辖：旧一（当作旧二），新一

续表

流水号	部类流水号	药名及序号	文献出处	附方及备注
增046	金石部4	0150宝石	《山海经》；张勃《吴录》等	无附方
增047	金石部5	0161粉霜	《抱朴子》；《外台秘要》；元素；《全婴方》；《保幼大全》；《宣明方》；《鸿飞集》；《圣济录》；《集简方》等	附方：新六
增048	金石部6	0162银朱	胡演《丹药秘诀》；《心鉴》；唐瑶《经验方》；曾世荣《活幼全书》；《普济方》；《救急方》；李楼《怪症方》；《多能鄙事》；《纂要奇方》；《应急良方》；《简便方》；《集玄方》；《医方摘要》《积德堂方》等	附方：新二十
增049	金石部7	0174炉甘石	土宿真君；《造化指南》；崔昉《外丹本草》；《御药院方》；《宣明方》；《张氏方》；《卫生易简方》；《刘长春方》；《宣明眼科方》；《普济方》；《集玄方》；《杂病治例》；《通妙邵真人方》；《直指方》等	附方：新十五
增050	金石部8	0177蜜栗子		无附方

续表

流水号	部类流水号	药名及序号	文献出处	附方及备注
增051	金石部9	0185石炭	《拾遗记》；《岭表录》；《孝经援神契》；《水经》；《西阳杂俎》；《夷坚志》；独孤滔；《医学集成》；《普济方》；张子和《儒门事亲》；《卫生易简方》；《洁古保命集》等	附方：新五
增052	金石部10	0187石面		无附方
增053	金石部11	0189石芝	葛洪《抱朴子》；焦希程等	无附方
增054	金石部12	0207土黄	独孤滔等	无附方
增055	金石部13	0214金刚石	葛洪《抱朴子》；《丹房镜源》；周密《齐东野语》；《玄中记》；《十洲记》等	无附方
增056	金石部14	0215砭石	《东山经》；郭璞注；《素问·异法方宜论》；王冰注等	无附方
增057	金石部15	0221杓上砂		无附方
增058	金石部16	0226石鳖		无附方
增059	金石部17	0229雷墨	《雷书》；刘恂《岭表录》；李肇《国史补》等	无附方
增060	金石部18	0248黄矾	苏恭；《丹房镜源》；李珣《海药》；李杲；《圣惠方》；《肘后方》；崔元亮《海上集验方》；《千金方》等	附方：新五
增061	金石部19	0249汤瓶内碱	《圣济录》等	附方：新二

续表

流水号	部类流水号	药名及序号	文献出处	附方及备注
增062	金石部 20	0265 火药		无附方
增063	金石部 21	0266 马肝石	郭宪《洞冥记》等	无附方
增064	金石部 22	0267 猪牙石		无附方
增065	金石部 23	0268 碧霞石		无附方
增066	金石部 24	0269 龙涎石		无附方
增067	金石部 25	0270 铅光石		无附方
增068	金石部 26	0271 太阳石	刘守真《宣明方》等	无附方
增069	金石部 27	0272 朵梯牙	周定王《普济方》等	无附方
增070	草部1	0307 三七	《濒湖集简方》等	根：附方：新八
增071	草部2	0316 土当归	《卫生易简方》等	无附方
增072	草部3	0339 吉利草	嵇含《南方草木状》等	无附方
增073	草部4	0340 朱砂根		无附方
增074	草部5	0342 锦地罗		无附方
增075	草部6	0346 金丝草	《谈野翁方》；《救急方》等	附方：新三（当作新四）
增076	草部7	0352 蜘蛛香		无附方

续表

流水号	部类流水号	药名及序号	文献出处	附方及备注
增077	草部8	0358 山柰	段成式《酉阳杂俎》；《普济方》；《仁存方》；《摄生方》；《水云录》；《集简方》等	附方：新六
增078	草部9	0376 瑞香	《格古论》；《医学集成》等	无附方
增079	草部10	0377 茉莉	嵇含《草木状》；《洛阳名园记》；佛经；《王龟龄集》；《洪迈集》；韦居；张敏叔；杨慎《丹铅录》；汪机等	无附方
增080	草部11	0381 **排草香**	范成大《桂海志》等	无附方
增081	草部12	0386 线香	《集简方》等	附方：新一
增082	草部13	0408 千年艾		无附方
增083	草部14	0411 黄花蒿	大明等	无附方
增084	草部15	0430 番红花	张华《博物志》；王玺《医林集要》等	附方：新一
增085	草部16	0431 燕脂	伏侯《中华古今注》；苏鹗《演义》；段公路《北户录》；郑虔《胡本草》；李珣《南海药谱》；《开宝》；危氏《得效方》；《集简方》；《救急方》等	附方：新五
增086	草部17	0447 菁	《经验方》；《集简方》；杨起《简便方》；《圣济总录》；王璆《百一选方》；《普济方》；《济急仙方》；张德恭《痘疹便览方》等	附方：新一十二

流水号	部类流水号	药名及序号	文献出处	附方及备注
增087	草部18	0463淡竹叶		无附方
增088	草部19	0473鹿蹄草	轩辕述《宝藏论》等	无附方
增089	草部20	0475迎春花	《卫生易简方》等	无附方
增090	草部21	0482剪春罗	《证治要诀》等	无附方
增091	草部22	0492狗尾草		无附方
增092	草部23	0499蓝淀	藏器；《广五行记》；《圣惠方》；《子母秘录方》；《千金翼》；《普济方》等	附方：新四（当作旧三，新一）
增093	草部24	0504马蓼	弘景；《本经》等	无附方
增094	草部25	0520水杨梅	《庚辛玉册》等	无附方
增095	草部26	0521地蜈蚣草	《和剂局方》等	附方：新一
增096	草部27	0522半边莲	《寿域方》等	无附方
增097	草部28	0523紫花地丁	《乾坤秘韫》；《普济方》；杨诚《经验方》；孙天仁《集效方》；《卫生易简方》；《永类方》；《杨氏方》等	附方：新八（当作新九）
增098	草部29	0548漏篮子	雷敩《炮炙论》；《日华》；《大明会典》；杨士瀛《直指方》；《类编》；罗天益《卫生宝鉴》等	附方：新一

续表

流水号	部类流水号	药名及序号	文献出处	附方及备注
增099	草部30	0559玉簪	《海上方》；《摘玄方》；赵真人《济急方》；瞿仙《乾坤生意》；余居士《选奇方》等	根：附方：新五
增100	草部31	0560凤仙	《救荒》；《集简方》；《摘玄方》；《普济方》；孙天仁《集效方》；吴旻《扶寿精方》；危氏《得效方》；叶廷器《通变要法》；《卫生易简方》等	子：附方：新五花：附方：新一根叶：附方：新三
增101	草部32	0562曼陀罗花	《法华经》；姚伯声《花品》；《卫生易简方》；《御药院方》；《儒门事亲》等	附方：新三
增102	草部33	0566醉鱼草	《中山经》等	无附方
增103	草部34	0574海芋	《庚辛玉册》；宋祁《海芋赞》；《农经》等	无附方
增104	草部35	0584番木鳖	杨拱《医方摘要》；唐瑶《经验方》；田日华《鸿飞集》；《集简方》等	附方：新四
增105	草部36	0592月季花	谈野翁《试验方》等	附方：新一
增106	草部37	0602土茯苓	陈藏器《本草拾遗》；苏颂《图经》；陶弘景；《中山经》；汪机；《邓笔峰杂兴方》；薛己《外科发挥》；朱氏《集验方》；陆氏《积德堂方》等	附方：新六

说明：因为有"人名从主，地名从俗"的规则在，本书"韩保昇""瞿仙"不拟用升、瞿的律齐之法。近期出版的简体刘山永新校注本中均是如此。

续表

流水号	部类流水号	药名及序号	文献出处	附方及备注
增107	草部38	0609 九仙子		无附方
增108	草部39	0621 黄藤	席辩刺史（《肘后方①》）等	无附方
增109	草部40	0672 **龙舌草**	《多能鄙事》等	附方：新一
增110	草部41	0677 苦草		无附方
增111	草部42	0683 水藻	苏颂；《周南》；陆机；陈藏器；《尔雅》；郭璞；《左传》；孙思邈等	无附方
增112	草部43	0690 水松	陶弘景；苏颂；藏器等	无附方
增113	草部44	0699 **虎耳草**	独孤滔等	无附方
增114	草部45	0709 白龙须	刘松石《保寿堂方》；《坦仙皆效方》等	附方：新一
增115	草部46	0729树孔中草	《圣惠方》等	无附方
增116	草部47	0734 牛齝草	（陈藏器；《医学正传》；刘涓子《鬼遗方》；《普济方》；《圣惠》等）文见1779牛下。	附方：新四
增117	草部48	0850 九龙草	杨清叟《外科》等	无附方
增118	草部49	0851 荔枝草	《卫生易简方》等	无附方
增119	草部50	0852 水银草	《卫生易简方》等	无附方

---

① 肘后方：《本草纲目》本药正文中未出现"肘后方"3字，但依"席辩刺史"之提示，可知本药系在《肘后方》相关文字基础上改写而成。

续表

流水号	部类流水号	药名及序号	文献出处	附方及备注
增120	草部51	0853 透骨草	孙氏《集效方》；《普济方》；杨诚《经验方》等	无附方
增121	草部52	0854 蛇眼草	唐瑶《经验方》等	无附方
增122	草部53	0855 鹅项草	臞仙《寿域方》等	无附方
增123	草部54	0856 蛇鱼草	戴原礼《证治要诀》等	无附方
增124	草部55	0857 九里香草	傅滋《医学集成》等	无附方
增125	草部56	0858 白筵草	孙真人《千金方》等	无附方
增126	草部57	0859 环肠草	张子和《儒门事亲》等	无附方
增127	草部58	0860 扎耳草	王执中《资生经》等	无附方
增128	草部59	0861 **铜鼓草**	范成大《虞衡志》等	无附方
增129	草部60	0862 蚕茧草	《摘玄方》等	无附方
增130	草部61	0863 野岁草	《摘玄方》等	无附方
增131	草部62	0864 纤霞草	陈巽《经验方》等	无附方
增132	草部63	0865 牛脂芍	《经验良方》等	无附方
增133	草部64	0866 鸭脚青	《普济方》等	无附方
增134	草部65	0867 天仙莲	《卫生易简方》等	无附方
增135	草部66	0868 双头莲	《卫生易简方》等	无附方
增136	草部67	0869 猪蓝子	《卫生易简方》等	无附方

续表

流水号	部类流水号	药名及序号	文献出处	附方及备注
增137	草部68	0870天芥菜	王玺《医林集要》等	无附方
增138	草部69	0871佛掌花	《普济方》等	无附方
增139	草部70	0872郭公刺	虞抟《医学正传》等	无附方
增140	草部71	0873笳箕柴	王永辅《惠济方》	无附方
增141	草部72	0874碎米柴		无附方
增142	草部73	0875羊屎柴		无附方
增143	草部74	0876山枇杷叶	危亦林《得效方》	无附方
增144	草部75	0877三角风		无附方
增145	草部76	0878叶下红		无附方
增146	草部77	0879满江红		无附方
增147	草部78	0880隔山消	孙天仁《集效方》	无附方
增148	草部79	0881石见穿		无附方
增149	草部80	0882**醒醉草**	《天宝遗事》等	无附方
增150	草部81	0883墓头回	董炳《集验方》等	无附方
增151	草部82	0884羊茅	《普济方》等	无附方
增152	草部83	0885阿只儿	刘郁《西使记》等	无附方

续表

流水号	部类流水号	药名及序号	文献出处	附方及备注
增153	草部84	0886 阿息儿	《西使记》等	无附方
增154	草部85	0887奴哥撒儿	《西使记》等	无附方
增155	谷部1	0896 苦荞麦	《邓才杂兴》等	附方：新一
增156	谷部2	0899籼	《普济》等	无附方
增157	谷部3	0903 玉蜀黍		无附方
增158	谷部4	0908稗	弘景；藏器；《尔雅》；周定王；曹植等	无附方
增159	谷部5	0911 菰米	《文选》；《尔雅》；《说文》；《唐韵》；枚乘《七发》；孙炎；郑樵《通志》；杨慎《卮言》；弘景；藏器；《内则》；曹子建《七启》；苏颂；葛洪《西京杂记》；宗奭；杜甫；《周礼》；《管子》等	无附方
增160	谷部6	0917 阿芙蓉	王氏《医林集要》；龚云林《医鉴》等	附方：新四
增161	谷部7	0928 豇豆	《广雅》；卢廉夫（《食物本草》）；《袖珍方》等	无附方
增162	谷部8	0930 刀豆	段成式《酉阳杂俎》；汪颖；近时小书等	无附方
增163	谷部9	0940糕	《释名》；扬雄《方言》；《圣惠方》；《简便方》等	附方：新一
增164	谷部10	0941粽		无附方

流水号	部类流水号	药名及序号	文献出处	附方及备注
增165	谷部11	0942寒具	钱乙《小儿方》；贾思勰《要术》；服虔《通俗文》；张揖《广雅》；《楚辞》；《杂字解诂》；葛洪《肘后》；郑玄《周礼注》；林洪《清供》；苏东坡等	附方：新二
增166	谷部12	0943蒸饼	刘熙《释名》；《爱竹谈薮》；《圣惠方》；《传信适用妙方》；《医林集要》；《肘后方》等	附方：新六
增167	谷部13	0956烧酒	《饮膳正要》；汪颖；刘克用《病机赋》；《濒湖》；李楼《奇方》等	附方：新七
增168	谷部14	0957葡萄酒	孟诜；魏文帝；《梁四公记》；叶子奇《草木子》；《饮膳正要》；汪颖等	无附方
增169	谷部15	0958糟	藏器；日华；许叔微《本事方》；《类编》；《袖珍方》；谈野翁《试验方》；《简便方》；孟诜；继洪《澹寮方》；《摘玄》等	酒糟：附方：新四 干饧糟：附方：新一
增170	菜部1	0982胡萝卜	周定王《救荒本草》；金幼孜《北征录》等	无附方
增171	菜部2	0991蒒菜	陈藏器《本草拾遗》；《唐韵》《玉篇》；洪舜俞《老圃赋》；林洪《山家清供》；李鹏飞等	无附方
增172	菜部3	1016水蕨	《吕氏春秋》；《卫生方》等	无附方

续表

流水号	部类流水号	药名及序号	文献出处	附方及备注
增173	菜部4	1021藜	《诗疏》；《庚辛玉册》；《土宿本草》；《诗》；陆机；《韵府》；《宝藏论》；藏器；《圣惠方》等	叶：附方：新一
增174	菜部5	1028 甘薯	陈祈畅《异物志》；嵇含《草木状》等	无附方
增175	菜部6	1033 酸笋	顾玠《海槎录》等	无附方
增176	菜部7	1038 败瓢	余居士《选奇方》；《简便方》；《海上方》；孙氏《集效方》；《濒湖集简方》等	附方：新六
增177	菜部8	1040 南瓜	王祯《农书》等	无附方
增178	菜部9	1043 丝瓜	许叔微《本事方》；《事类合璧》；震亨；《生生编》；汪颖；《直指方》；严月轩方；《摘玄方》；《丹溪方》；《摄生众妙方》；《海上名方》；孙氏《集效方》；《普济方》；《经验良方》；《奇效良方》；《简便单方》；《寿域神方》；刘松石《保寿堂方》；熊氏《补遗》；唐瑶《经验方》；《卫生易简方》；鲜于枢《钩玄》；余居士《选奇方》；《小山怪证方》；危氏《得效方》；董炳《集验方》；《体仁汇编》；《应验方》；《医学正传》；《海上妙方》；《德生堂方》；《邓笔峰杂兴》等	瓜：附方：新二十八叶：附方：新六藤根：新七（当作新八）

执笔校稿者说明：这张大表中"文献出处"是指李时珍《本草纲目》（刘山永新注本）原书该药下使用文献出处的原始样态，因此时珍用简称即需保留简称，用人名指代就得用人名。为了达到可以一一经得起复核的目的，不建议做化简称为全称，删人名等修改。切，切！

赵怀舟

2024年1月11日

147

续表

流水号	部类流水号	药名及序号	文献出处	附方及备注
增179	菜部10	1049 龙须菜	《博物志》等	无附方
增180	菜部11	1050 睡菜	刘国翰《记事珠》；嵇含《南方草木状》；段公路《北户录》；郭宪《洞冥记》等	无附方
增181	菜部12	1054 皂荚蕈	许学士《本事方》等	附方：新一
增182	菜部13	1056 葛花菜	《太和山志》等	无附方
增183	菜部14	1058 蘑菰蕈	《正要》；《生生编》等	无附方
增184	菜部15	1059 鸡㙡		无附方
增185	菜部16	1060 舵菜		无附方
增186	果部1	1068 巴旦杏	《饮膳正要》等	无附方
增187	果部2	1070 楒梅		无附方
增188	果部3	1073 天师栗	宋祁《益州方物记》等	无附方
增189	果部4	1079 棠梨	《尔雅》；陆机《诗疏》；《救荒本草》；杨慎《丹铅录》；《圣惠方》；《山居四要》等	枝叶：附方：新一
增190	果部5	1080 海红	李德裕《草木记》；《李白诗注》；《饮膳正要》；郑樵《通志》；《尔雅》；沈立《海棠记》等	无附方

续表

流水号	部类流水号	药名及序号	文献出处	附方及备注
增191	果部6	1098 金橘	韩彦直《橘谱》；《汉书》；裴渊《广州记》；《北户录》；《魏王花木志》；《文选》；司马相如《上林赋》；刘恂《岭表录》等	无附方
增192	果部7	1113 龙荔	范成大《桂海志》	无附方
增193	果部8	1119 五敛子	《桂海志》；嵇含《草木状》；陈祁畅《异物志》等	无附方
增194	果部9	1120 五子实	裴渊《广州记》《潮州志》等	无附方
增195	果部10	1129 波罗蜜		无附方
增196	果部11	1132 沙棠果	《吕氏春秋》；《山海经》等	无附方
增197	果部12	1158 蘡薁	《毛诗》；《广雅》；《唐注》；苏恭；苏颂；藏器《拾遗本草》；《肘后方》；《百一选方》；《乾坤秘韫》；《儒门事亲方》；《通变要法》等	藤：附方：新三（当作旧一、新二）根：附方：新四
增198	果部13	1170 津符子	孙真人《千金方》等	无附方
增199	果部14	1171 必思答	忽思慧《饮膳正要》等	无附方
增200	果部15	1172 甘剑子	范成大《桂海志》等	无附方

续表

流水号	部类流水号	药名及序号	文献出处	附方及备注
增201	果部16	1173 杨摇子	沈莹《临海异物志》等	无附方
增202	果部17	1174 海梧子	嵇含《南方草木状》等	无附方
增203	果部18	1175 木竹子	《桂海志》等	无附方
增204	果部19	1176 橹罟子	《桂海志》等	无附方
增205	果部20	1177 罗晃子	《桂海志》；顾玠《海槎余录》等	无附方
增206	果部21	1178 橽子	徐表《南州记》等	无附方
增207	果部22	1179 夫编子	《南州记》等	无附方
增208	果部23	1180 白缘子	刘欣期《交州记①》等	无附方
增209	果部24	1181 系弥子	郭义恭《广志》等	无附方
增210	果部25	1182 人面子	《草木状》；祝穆《方舆胜览》等	无附方
增211	果部26	1183 黄皮果	《海槎录》等	无附方
增212	果部27	1184 四味果	段成式《酉阳杂俎》等	无附方
增213	果部28	1185 千岁子	《草木状》；《桂海志》等	无附方

① 刘欣期《交州记》：见《本草纲目·引据古今经史百家书目》第617号。刘欣期系六朝晋宋间人，《交州记》一书久佚，其相关文字见引于魏晋以降《水经注》《齐民要术》《初学记》《艺文类聚》《北堂书钞》和《太平御览》诸书之中。

续表

流水号	部类流水号	药名及序号	文献出处	附方及备注
增214	果部29	1186 侯骚子	《酉阳杂俎》等	无附方
增215	果部30	1187 酒杯藤子	崔豹《古今注》等	无附方
增216	果部31	1188 蔺子	贾思勰《齐民要术》等	无附方
增217	果部32	1189 山枣	《寰宇志》等	无附方
增218	果部33	1190 隈支	宋祁《益州方物图》等	无附方
增219	木部1	1211 檿香	《楞严经》等	无附方
增220	木部2	1221 笃耨香		无附方
增221	木部3	1223 樟脑	胡演《升炼方》；李石《续博物志》；王玺《医林集要方》；《简便方》；《普济方》；余居士《选奇方》等	附方：新二（当作新三）
增222	木部4	1239 梧桐	《尔雅》；《左传》；弘景；苏颂；陆机；《遁甲书》；宗奭；《月令》；罗愿《尔雅翼》；《诗》；《齐民要术》；《删繁方》；《肘后》等	无附方
增223	木部5	1249 肥皂荚	《相感志》；《普济方》；《乾坤生意》；《卫生家宝方》；《摘玄方》；《海上方》；杨起《简便方》；《摄生方》等	荚：附方：新九
增224	木部6	1266 乌木	《南方草物状》；《古今注》等	无附方

续表

流水号	部类流水号	药名及序号	文献出处	附方及备注
增225	木部7	1277 相思子	《古今诗话》；段公路《北户录》；《千金方》；《必效方》；《外台秘要》等	附方：新三
增226	木部8	1278 猪腰子		无附方
增227	木部9	1279 石瓜		无附方
增228	木部10	1285 枸橘	夏子益《奇疾方》；《救急方》等	叶：附方：新一。橘核：附方：新一
增229	木部11	1296 冬青	藏器；李邕；《救荒本草》；《集简方》；苏颂	附方：新一
增230	木部12	1297 枸骨	藏器；《诗》；陆机《诗疏》；苏颂等	无附方
增231	木部13	1299 山矾	老子；周必大；《南史》；黄庭坚；沈括《笔谈》；《仓颉解诂》；《许慎说文》；成公绥《芸香赋》；郭义恭《广志》；《杜阳编》；曾端伯	无附方
增232	木部14	1313 扶桑	《霏雪录》；嵇含《草木状》等	无附方
增233	木部15	1314 木芙蓉	苏颂《图经本草》；《相如赋》；苏东坡诗；危氏《得效方》；《鸿飞集》；《妇人良方》；《简便方》；方广《附余》；《普济方》；傅滋《医学集成》；《奇效方》；《多能鄙事》	附方：新十

续表

流水号	部类流水号	药名及序号	文献出处	附方及备注
增234	木部16	1315山茶	《格古论》；《虞衡志》；周定王《救荒本草》；震亨；《摘玄方》等	无附方
增235	木部17	1316蜡梅		无附方
增236	木部18	1319**木棉**	梵书；李延寿《南史》；张勃《吴录》；沈怀远《南越志》；祝穆《方舆志》等	无附方
增237	木部19	1321**黄杨木**	段成式《酉阳杂俎》等	无附方
增238	木部20	1339桃寄生	《圣惠方》等	无附方
增239	木部21	1340柳寄生		无附方
增240	服器1	1374绢	《集简方》；《妇人良方》等	附方：新二（当作新三）
增241	服器2	1379汗衫	王睿《炙毂子》；刘熙《释名》；《诗》；《生生编》等	附方：新一
增242	服器3	1381病人衣		无附方
增243	服器4	1383头巾	《千金方》；《集玄方》；《圣惠方》；马氏方；《集简方》等	附方：新四
增244	服器5	1384幞头	陈总领方；夏子益《奇疾方》等	无附方
增245	服器6	1385皮巾子	《圣惠方》等	附方：新一
增246	服器7	1386皮腰带		无附方

流水号	部类流水号	药名及序号	文献出处	附方及备注
增247	服器8	1390毡屉	思邈；《集玄方》；《寿域方》；《千金方》等	附方：新三
增248	服器9	1391皮鞋	刘熙《释名》；赵武灵王；《直指方》；《圣惠方》；《集玄方》等	附方：新五（当作新六）
增249	服器10	1398纸	刘熙《释名》；蔡伦；苏易简《纸谱》；《圣惠方》；《普济方》；王璆《百一选方》；刘禹锡《传信方》；《集玄方》；《集简方》等	附方：新八（当作旧二，新六）
增250	服器11	1399青纸		无附方
增251	服器12	1401桐油伞纸	《医方捷径》等	附方：新一
增252	服器13	1402历日	太昊；《礼记》；《卫生易简方》等	无附方
增253	服器14	1403钟馗	《逸史》；《尔雅》；《考工记注》；《钟馗传》；杨起《简便方》；《圣济录》等	附方：新二
增254	服器15	1408吹火筒		无附方
增255	服器16	1411铳楔		无附方
增256	服器17	1413马鞭		无附方
增257	服器18	1416纺车弦	藏器等	无附方
增258	服器19	1418连枷关	《千金方》等	无附方
增259	服器20	1419楤担尖	思邈等	无附方

续表

流水号	部类流水号	药名及序号	文献出处	附方及备注
增260	服器21	1424 簟	《外台秘要》等	附方：新一
增261	服器22	1426 漆器	《集简方》；《救急方》；《古今录验方》等	附方：新三
增262	服器23	1429 灯盏油	《集玄方》等	附方：新二
增263	服器24	1436 锅盖		无附方
增264	服器25	1438 蒸笼	《圣惠方》等	无附方
增265	服器26	1439 炊单布	《张仲景方》；王璆《百一选方》等	无附方
增266	服器27	1441 弊帚	许慎《说文》；《古今录验》；《圣惠方》等	附方：新二
增267	服器28	1442 簸箕舌	《千金》；《圣惠方》；《集玄方》等	附方：新一
增268	服器29	1444 鱼笱	徐坚《初学记》；《肘后方》等	无附方
增269	服器30	1446 草麻绳索	《肘后方》；《圣惠方》等	附方：新二
增270	服器31	1447 马绊绳	苏恭等	无附方
增271	服器32	1448 缚猪绳	藏器等	无附方
增272	服器33	1449 牛鼻拳	《别录》；《普济方》；《救急方》等	附方：新二
增273	服器34	1451 尿桶	《如宜方》等	无附方
增274	虫部1	1470 九香虫	《摄生方》等	无附方
增275	虫部2	1472 雪蚕	叶子奇《草木子》；王子年《拾遗记》等	无附方
增276	虫部3	1474 茶香虫		无附方

续表

流水号	部类流水号	药名及序号	文献出处	附方及备注
增277	虫部4	1476 蛱蝶	《古今注》；《尔雅翼》；《列子》：《埤雅》；《酉阳杂俎》；《北户录》；《野史》；杨慎《丹铅录》；《岭南异物志》；《普济方》等	无附方
增278	虫部5	1479 枣猫	方广《丹溪心法附余》等	无附方
增279	虫部6	1490 蚁	扬雄《方言》；《夏小正》；崔豹《古今注》；《内则》；《周官》；刘恂《岭表录异》；《古今五行记》；《楚辞·招魂》；陈藏器等	无附方
增280	虫部7	1492 蛆	张子和；李楼；高武；《圣济总录》；《总微论》；《直指》；《保命集》；《普济》；《秘韫》等	附方：新十
增281	虫部8	1493 蝇	《淮南子》；《普济方》；《海上名方》等	无附方
增282	虫部9	1494 狗蝇	《医方大成》；周密《齐东野语》等	无附方
增283	虫部10	1495 牛虱	吕忱《字林》；高仲武《痘疹管见》；《谈野翁方》等	附方：新二
增284	虫部11	1498 乳虫	《白獭髓》；《淮南万毕术》；《广雅》等	无附方

续表

流水号	部类流水号	药名及序号	文献出处	附方及备注
增285	虫部12	1501柳蠹虫	《幼幼新书》；《御药院方》；《肘后》等	粪：附方：新三
增286	虫部13	1503桂蠹虫	藏器；《汉书·南粤王传》；《大业拾遗录》等	无附方
增287	虫部14	1505枣蠹虫	《普济》等	无附方
增288	虫部15	1506竹蠹虫	《袖珍方》；《淮南万毕术》；高诱注；《圣惠》；朱氏《集验》；《普济》；《外台秘要》；《救急方》等	蛀末：附方：新六
增289	虫部16	1508苍耳蠹虫	刘松石《经验方》；《圣济总录》等	附方：新三
增290	虫部17	1509青蒿蠹虫	《保婴集》等	无附方
增291	虫部18	1510皂荚蠹虫	危氏《得效方》等	无附方
增292	虫部19	1511茶蠹虫	《圣惠》等	无附方
增293	虫部20	1515天牛	藏器；《尔雅》；郭璞注；苏东坡《天水牛诗》；《圣惠》；《宣明方》等	附方：新三
增294	虫部21	1523灶马	《西阳杂俎》等	无附方
增295	虫部22	1527竹虱	南宫从《岣嵝神书》等	附方：新一

续表

流水号	部类流水号	药名及序号	文献出处	附方及备注
增296	虫部23	1543 沙虱	《广雅》；《淮南万毕术》；郭义恭《广志》；葛洪《抱朴子》；《肘后方》等	无附方
增297	虫部24	1548 风驴肚内虫	《圣惠方》等	无附方
增298	虫部25	1550 金蚕	陈藏器；蔡绦《丛谈》；《幕府燕闲录》；《夷坚志》；《医学正传》等	无附方
增299	虫部26	1551 唼腊虫	裴渊《广州记》；张华《博物志》；《林邑国记》等	无附方
增300	鳞部1	1560 蛟龙	任昉《述异记》；《梵书》；裴渊《广州记》；王子年《拾遗录》；张仲景《金匮要略》；周顾；《东方朔别传》等	无附方
增301	鳞部2	1564 守宫	苏恭；弘景；东方朔；《春秋考异邮》；《淮南万毕术》；张华《博物志》；彭乘《墨客挥犀》；扬雄《方言》；杨仁斋《直指》；《笔峰杂兴方》；《奇效方》；方广《附余》；《医学正传》；《圣济总录》；《圣惠方》；《卫生宝鉴》；《青囊》；《奇效良方》；丹溪《摘玄》；《医方摘要》等	附方：新十四类：附方：新一

续表

流水号	部类流水号	药名及序号	文献出处	附方及备注
增302	鳞部3	1566 盐龙	何薳《春渚纪闻》等	无附方
增303	鳞部4	1569 鳞蛇	《方舆胜览》；陶氏；《一统志》等	无附方
增304	鳞部5	1573 水蛇	陶弘景；张文仲《备急方》；《圣惠》；《海上方》；刘松篁《经验方》等	肉：附方：新一皮：附方：新二
增305	鳞部6	1575 黄颔蛇	陶氏；《肘后》；思邈《千金方》；《外台》；《梅师》；《秘韫》	肉：附方：新三蛇头：附方：新二。骨：附方：新一蛇吞蛙：附方：新三
增306	鳞部7	1580 天蛇	沈存中《笔谈》等	无附方
增307	鳞部8	1582 蛇角	陶九成《辍耕录》；《唐书》；《大明会典》；刘郁《西使记》；曹昭《格古论》；洪迈《松漠纪闻》等	无附方

续表

流水号	部类流水号	药名及序号	文献出处	附方及备注
增308	鳞部9	1583 诸蛇	《山海经》；《说文》；《北户录》；《西山经》；《荀子》；《大荒经》；《江湖纪闻》；《北山经》；《管子》；《广志》；张文仲；葛洪；《物理论》；《埤雅》；《淮南子》；段成式；陆佃；《变化论》；《稽圣赋》；《异苑》；李鹏飞；鲁至刚；《述异记》；《禽经》；《庄子》；《抱朴子》；《唐书》；寇；《洽闻记》；王起；《墨客挥犀》；《千金》；《续墨客挥犀》；藏器；陶弘景等	无附方
增309	鳞部10	1585 鲊鱼	陆佃；《传》；《西征赋》等	无附方
增310	鳞部11	1587 鳟鱼	《说文》；孙炎等	无附方
增311	鳞部12	1590 竹鱼		无附方
增312	鳞部13	1594 鳡鱼	《诗》；《东山经》；《异苑》等	无附方
增313	鳞部14	1596 勒鱼	《摘玄方》等	无附方
增314	鳞部15	1605 鲨鱼	《尔雅》；郭璞等	无附方
增315	鳞部16	1607 石斑鱼	《延寿书》；《临海水土记》；《南方异物志》；《西阳杂俎》；《医说》等	无附方

续表

流水号	部类流水号	药名及序号	文献出处	附方及备注
增316	鳞部17	1609 黄鲴鱼		无附方
增317	鳞部18	1610 鲦鱼	《荀子》等	无附方
增318	鳞部19	1612 鳡鱼	《临海志》；《东山经》等	无附方
增319	鳞部20	1613 鳓鱼	《尔雅》；段公路《北户录》；郭义恭；《一统志》等	无附方
增320	鳞部21	1614 金鱼	《北户录》；《述异记》；《物类相感志》；扬拱《医方摘要》附方：新一	
增321	鳞部22	1619 鳅鱼	《尔雅》；陆佃；孙炎；《庄子》；《相感志》；弘景；吴球；《普济方》；《集简方》；陈藏器等	附方：新五
增322	鳞部23	1625 鳝鱼	弘景；宗奭；《北山经》；徐铉《稽神录》；《甄异记》等	无附方
增323	鳞部24	1634 章鱼	韩退之文；《临海志》；苏颂；李九华等	无附方
增324	鳞部25	1638 鱼师	陈藏器；《唐韵》；《山海经》等	无附方
增325	鳞部26	1648 鱼鲊	藏器；《延寿书》等	无附方
增326	鳞部27	1649 鱼鳞	《别录》等	无附方
增327	鳞部28	1650 鱼子	孟诜；《圣济总录》等	附方：新一

续表

流水号	部类流水号	药名及序号	文献出处	附方及备注
增328	介部1	1654 蠵龟	《汉书》；郭璞《尔雅》注；《杂俎》；弘景；苏恭；藏器；保昇；苏颂；《岭表录》；大明《日华》；《山海经》；应劭；刘欣期《交州记》；《临海水土记》；《酉阳杂俎》等	无附方
增329	介部2	1660 贲龟	《尔雅》；《山海经》；《唐书》；《大明会典》；《宋史》等	无附方
增330	介部3	1663 能鳖	《尔雅》；郭璞；苏颂；陆粲《庚己编》；《山海经》等	无附方
增331	介部4	1665 珠鳖	《山海经》；《一统志》；《吕氏春秋》；《淮南子》；《埤雅》等	无附方
增332	介部5	1687 石蜐	《真腊记》；江淹《石蜐赋》；《郭璞赋》；《荀子》等	无附方
增333	介部6	1696 海燕	《临海水土记》；《临海异物志》等	无附方
增334	禽部1	1703 鸂鶒	刘欣期《交州志》；竺真《罗山疏》；杨慎《丹铅录》等	无附方
增335	禽部2	1708 鸮	罗愿；陆佃；《诗》；《礼记》；《正要》等	无附方
增336	禽部3	1765 雕	《山海经》；《说文》；《禽经》；《梵书》；刘郁《西使记》；《接骨方》；《外台秘要》等	无附方

续表

流水号	部类 流水号	药名及 序号	文献出处	附方及 备注
增337	禽部4	1766 鸮	《禽经》；陆机《诗疏》；《周南》；《淮南子》；扬雄；黄氏；杜预；蔺道人方等	附方：新一
增338	禽部5	1772 治鸟	干宝《搜神记》；段成式《酉阳杂俎》等	无附方
增339	兽部1	1778 黄羊	《尔雅》；《正要》等	无附方
增340	兽部2	1789 黄明胶	《食疗》；王焘《外台秘要》；甄权；苏颂；《本经》；唐慎微；《普济方》；《斗门方》；《三因》；《肘后方》；《千金方》；叶氏《摘玄方》；万氏；邓笔峰方；蔺氏；《本事方》；《直指方》；杨起《简便方》；阮氏《经验方》；谈野翁《试效方》；唐氏《经验方》；杨氏《经验方》等	附方：新二十四（当作新二十五）刘山永注得之
增341	兽部3	1791 鲊答	陶九成《辍耕录》；京房《易占》等	无附方
增342	兽部4	1792 狗宝	贾似道《悦生随抄》；程氏《遗书》；宋潜溪《文集》；《杏林摘要》；《济生方》；《通玄论》；杨氏《颐真堂方》等	附方：新四
增343	兽部5	1800 六畜心	《外台》《集验》等	附方：新二
增344	兽部6	1802解 诸肉毒		无附方

续表

流水号	部类流水号	药名及序号	文献出处	附方及备注
增345	兽部7	1803 狮	《尔雅》；《梵书》；《说文》；《瑞应图》；虞世南；陶九成；熊太古；《博物志》；《唐史》；陶氏；陈藏器等	无附方
增346	兽部8	1809 犛牛	《广志》；《汉书》注；《昨梦录》；《汲冢周书》；颜师古；《尔雅》；《山海经》；杨慎《丹铅录》；《中山经》；郭璞；曹昭《格古论》；苏颂《图经》等	无附方
增347	兽部9	1810 牦牛	《尔雅》；《后汉书》；颜师古；叶盛《水东日记》；《山海经》；《吕氏春秋》；瞿仙《寿域方》等	无附方
增348	兽部10	1811 野马	郭璞；《尔雅》；《山海经》；孙思邈《千金方》；《心镜》等	无附方
增349	兽部11	1813 豪猪	《唐本》；《通志》；《说文》；郭璞；《星禽》；苏颂；张师正《倦游录》；孟诜；苏恭等	无附方
增350	兽部12	1831 木狗	熊太古《冀越集》	无附方
增351	兽部13	1836 山獭	范石湖《虞衡志》；周草窗《齐东野语》等	无附方
增352	兽部14	1844 鼫鼠	《周易》；《广雅》；《埤雅》；《唐韵》；范成大《虞衡志》；陆机等	无附方

续表

流水号	部类流水号	药名及序号	文献出处	附方及备注
增353	兽部15	1845 竹䶉	《燕山录》等	无附方
增354	兽部16	1847 貂鼠	罗愿《尔雅翼》；许慎《说文》等	无附方
增355	兽部17	1848 黄鼠	韩文；《诗》；《抱朴子》；《百感录》；《正要》；《经验良方》等	无附方
增356	兽部18	1849 鼬鼠	《广雅》；《庄子》；许慎；《海上仙方》等	心肝：附方：新一
增357	兽部19	1851 食蛇鼠	《唐书》等	无附方
增358	兽部20	1856 猩猩	《尔雅》《逸周书》、阮泮；《礼记》；郭义恭《广志》；《山海经》；罗愿《尔雅翼》；《水经》；《荀子》；《吕氏春秋》等	无附方
增359	兽部21	1858 魍魉	《周礼》；《国语》；《述异记》；费长房等	无附方
增360	兽部22	1859 彭侯	《白泽图》；《搜神记》等	无附方
增361	兽部23	1860 封	《江邻几杂志》；《白泽图》；田汝成《西湖志》；《山海经》；郭璞等	无附方
增362	人部1	1865 膝头垢	《外台》等	无附方

流水号	部类流水号	药名及序号	文献出处	附方及备注
增363	人部2	1866 爪甲	《嘉祐》《灵枢经》、宗奭；藏器；《太上玄科》；《外台秘要》；《普济方》；《千金方》；《肘后》；《圣济总录》；《圣惠方》；万表《积善堂方》；危氏《得效方》；《集简方》；《简便方》等	附方：旧三，新二十（当作旧二，新十九）
增364	人部3	1869小儿胎屎	藏器等	无附方
增365	人部4	1874 癖石	《格物论》；《世说》；《宋史》；《程子遗书》；宋濂；《医书》等	无附方
增366	人部5	1879 口津唾	秦越人《难经》；《范东阳方》；黄震《日抄》；《千金方》；《肘后方》；杨拱《医方摘要》等	附方：新四
增367	人部6	1881 人汗		无附方
增368	人部7	1882 眼泪		无附方
增369	人部8	1883 人气	杜甫；谢承《续汉书》；刘敬书《异苑》；葛洪《抱朴子》等	无附方
增370	人部9	1884 人魄		无附方
增371	人部10	1892 人势	陶九成《辍耕录》等	无附方
增372	人部11	1895 木乃伊	陶九成《辍耕录》等	无附方
增373	人部12	1896 方民	《素问》；《河图括地象》；《孔子家语》；《宋太史集》；《周礼》；《淮南子鸿烈解》等	无附方

续表

流水号	部类流水号	药名及序号	文献出处	附方及备注
增374	人部13	1897 人傀	《易》；褚澄；《道藏经》；李杲；《圣济经》；朱震亨；《西樵野记》；王叔和《脉经》；高阳生《脉诀》；王冰《玄珠密语》；《晋书》；虞抟《医学正传》；刘敬叔《异苑》；《魏略》；《博物志》；《汉书》；《三十国春秋》；《搜神记》；《宋史》；《史记》；《魏志》；《野史》；《嵩山记》；《琅琊漫钞》；《宣政录》；草木子；谢承《后汉书》；《唐书》；京房《易占》；《春秋潜潭巴》；《续汉书》；宋繟；洪范《五行传》；《南史》；谭子《化书》；孔子；《世说》；《幽冥录》；《左传》；《搜神记》；《淮南子》；《郡国志》；顾微《广州记》；《隋书》；《抱朴子》；《参同契》；《异说》；《山海经》；《尔雅》；《异物志》；《永昌志》；《贾宜赋》等	无附方
总374				

第五章

《本草纲目》的相关考证

一、李时珍传略（尚志钧）

李时珍（1518—1593）字东璧，晚年自号濒湖山人，明武宗正德十三年（1518）生于湖北蕲州东门外瓦硝坝（今蕲春县镇）。祖父是"铃医"（走方郎中），父亲李言闻，号月池，是当地名医，著有《人参传》《蕲艾传》《四诊发明》《痘诊证治》等。母亲张氏。时珍少年体弱多病。由于当时医生社会地位低，李言闻不愿时珍以医为业，要时珍走科举为官。嘉靖十年（1531），李时珍十四岁补诸生（考中秀才）。三年后（1534）第一次赴武昌乡试，考举人不中；以后又试一次，不中；第三次在23岁（1540）去试，仍未中。只得弃儒学医，"不为良相，则为良医"。

随父业医，医术精深，治沉疴痼疾，屡奏奇效，对贫病者，常不收费，"千里就医于门，立沽不取值"。名重一时，楚王闻之，聘为奉祠，掌良医所事。（据顾景星《白茅堂集》本传云："世子暴厥，立活之。"据吴佐忻考证，世子即朱英燿。则李时珍任楚王府奉祠正，似在楚恭王朱显榕一代）世子暴厥，立活之。荐于朝，授太医院判，一年告归，从事《本草纲目》著述工作。

李时珍早在行医过程中，发现旧本草"舛谬差讹，遗漏不可枚举"，告归后，从35岁开始决心重编一部本草。并"渔猎群书，搜罗百家。凡子史经传，声韵农圃，医卜星相，乐府诸家，稍有得处，辄著数言。"在写作时阅读的典籍中，医籍有《内经》《难经》，本草有《证类本草》《本草拾遗》等，经史有《易经》《诗经》等。同时还向老药农、樵夫、猎人、渔民等请教。亲自去深山收集各种植物、动物、矿物的标本。为此，他穷搜博采，芟繁补阙，阅书八百余家，稿凡三易，用毕生精力，并动员全家四子四孙，以及三位学生助他辑、校、绘图、誊抄。从嘉靖壬子（1552）起，开始收集资料，直到

万历戊寅（1578）方脱稿，经过27年，至61岁时
（1578），才完成此巨著。

　　书编成之后，李时珍在蕲州、黄州、武昌
都不能解决刻印的问题。约在1579年，李时珍到
金陵去访友寻求出版，未获结果。十年后，到
1590年，金陵书商兼藏书家胡承龙读了书稿认为
有价值，才接受刻印。书尚未出版时，时珍于76
岁（1593）溘然逝世。在逝世这一年，李时珍曾
作遗表，授其子建元。其表略曰："臣幼多羸
疾，长成钝椎，唯耽嗜典籍，篡述诸家。伏念
本草一书，关系颇重，谬误实多，窃加订正，
历岁三十，功始成就。"三年后（1596），《本
草经目》在金陵（南京）正式刊出，称为"金陵
版"。后来，明朝万历皇帝朱翊钧下诏令征集图
书，李时珍的儿子李建元将《本草经目》献上
去，朱翊钧仅批上"书留览礼部知道"七字。科
学无国界，国外十分重视此书。《本草纲目》问
世后，世界各国先后将本书译成拉丁、法、日、
德、朝、英等文字在国外发行，为国际药物学、
植物学者重视。

　　李时珍《本草纲目》是我国中医药学宝库
中的精华，李时珍为中华民族医药事业的繁荣昌

盛，建立了丰功伟绩。

1949年后，党和政府，对于李时珍《本草纲目》极为重视，并行多次出版。1977—1981年又做了校点本出版。

李时珍和《本草纲目》，早已在世界学术中占有很高的地位。1952年，苏联莫斯科大学走廊所列世界有贡献的科学家的浮雕，即有李时珍。说明李时珍在世界历史上有崇高的地位。

政府在李时珍故乡蕲州设立了"李时珍医院"，以纪念这位世界史上的伟人。并将李时珍及其父母的坟墓重新修建，供人瞻仰。1956年2月，郭沫若为李时珍陵墓题词："医中之圣，集中国药学之大成，《本草纲目》乃一八九二种药物说明。广罗博采，曾费三十年之殚精，造福生民，使多少人延年活命，伟哉夫子！将随民族生命永生。"其后，又建立了李时珍医史文献馆和博物馆。1983年，在蕲春召开纪念李时珍逝世390周年学术讨论会。会议期间，邓颖超和方毅又分别题词。邓颖超题词："学习医圣李时珍治学与实践的精神，发扬医圣高尚医德，为社会主义四化建设服务。"方毅题词："继承祖国文化遗产，建设社会主义精神文明。"李时珍的名字及其《本草纲目》将永垂千古，与日月同流。

二、《本草纲目》断句误例二则（尚志钧）

（一）1977年人民卫生出版社影印《本草纲目》卷43（1574页）龙条集解文的断句，误为："〔时珍曰〕按罗愿尔雅翼云。龙者鳞虫之长。王符言其形有九。似头。似驼角。似鹿眼。似兔耳。似牛项。似蛇腹。似蜃鳞。似鲤爪。似鹰掌。似虎是也。"

此文的断句，应该是这样：

〔时珍曰〕按罗愿《尔雅翼》云："龙者鳞虫之长。王符言其形有九似：头似驼，角似鹿，眼似兔，耳似牛，项似蛇，腹似蜃，鳞似鲤，爪似鹰，掌似虎，是也。"

（二）校点本《本草纲目》第一册（1977年人卫版），第52页《神农本草经名例》陶弘景曰："其贵胜阮德如、张茂先辈，逸民皇甫士安。"这几句话从表面理解，张茂先是大官司空，因称贵胜。阮德如、皇甫士安是隐逸不仕，因称逸民。

对不对呢？不对，其实这几句话，原先是指三个人名，即"张茂先、裴逸民、皇甫士安"，由于"裴"误为"辈",加以断句不妥当,把三个人名改成两个人了。

不过这种错误,由来已久了,1957年人卫版影印1885年合肥张绍棠味古斋重校刊本《本草纲目》卷一上,第357页上栏第9行也是这样断句的:"其贵胜阮德如张茂先辈。逸民皇甫士安。"

这次人卫版校点本《本草纲目》是据1603年由夏良心、张鼎思序刊的江西初刻本作为底本而校的。由于底本是如此断句,所以校点本亦承袭其旧。

《本草纲目》原是以《证类本草》为蓝本而编纂的,《证类本草》没有断句。《本草纲目》按原文抄录,加以断句的(见《重修政和经史证类备用本草》,以下简称《证类本草》,1957年人卫版,第33页上栏14~15行),说明《本草纲目》之误是由《证类本草》而来的。

现在要问,何以见得《证类本草》是有错误呢?我们把陶弘景《本草经集注》拿来核对一下即明白:1955年群联出版社影印的《本草经集注》第22页5~6行说:"其贵胜阮德如、张茂先、裴逸民、皇甫士安。"

　　此文与《本草纲目》文比较一下，除"裴""辈"不同外，其余皆同，因为李时珍未见过陶弘景《本草经集注》，仅凭《证类本草》为底本而抄录的，由于《证类本草》有误，所以李时珍也承袭了《证类本草》之误。

　　张茂先是什么人呢？张茂先为晋朝大官司空，即著《博物志》的张华，他是晋范阳方城（今河北固安南）人，学问很渊博，亦精于《经方》《本草》，后世《本草》书常引用张茂先的话。例如《证类本草》卷6天门冬147页下栏9行，就有关于张茂先的资料："此方以颠棘为别名，而张茂先以为异类，《博物志》云……"同书卷12茯苓条296页下栏倒4行，亦有关于张茂先的资料："一名江珠，张茂先云：'今益州永昌出琥珀。'"

　　裴逸民为晋河东（山西）闻喜（今山西闻喜县）人，是裴秀的少子，裴秀为东晋司空（三公之一的大官），裴逸民又名裴頠，博学多才，善医经，通明方药，名负于当时，官至尚书仆射。

　　皇甫士安，又名皇甫谧，幼名皇甫静，安定（今甘肃平凉西北）人，年廿，不好学，游荡无度，或以为痴。后得叔母任氏之教，勤于学业，遂博综典籍百家之言，以著述为务，自号玄晏先生。著《礼乐圣真之论》《黄帝甲乙经》《皇甫士安依诸方撰》《皇甫谧曹歙论寒食散方》。后得风痹，犹手不辍卷。武帝频下诏，敦逼不已，并不应。太康三年（282）卒，时年六十八。

三、《本草纲目》"草麻绳索"考释（尚志钧）

《本草纲目》服藏器第三十八卷收载一药，名草麻绳索。李时珍注释："小曰索，大曰绳。"据此则绳、索即同一物。

草麻绳索有什么药用呢？李时珍云："主治大腹水病，取三十枚去皮，研水三合，旦服，日中当吐下水汁。结囊若不尽，三日后再作。未尽更作。瘥后，禁水饮、咸物。"

按李时珍所言，"取三十枚去皮研"有三点不好理解。①草麻绳索不用"若干枚"来计算。②草麻绳索根本就无皮。③草麻绳索十分坚韧，难以捶烂，又怎能好研呢？同时用水三合也无法研出汁来。

笔者在读葛洪《肘后备急方》时，遇到同样的问题。《肘后方》卷四治卒大腹水病方第二十五，其中有一方云："取草麻绳熟者二十枚，去皮研之，水解得三合，日一（疑为旦之误）服，至日中许，当吐下诸水汁。结裹若不尽，三日后更服三十枚。犹未尽，更复作。瘥后，节饮及咸物等。"

把《肘后方》所载治大腹水病的条文，和《本草纲目》所载草麻绳索的条文，比较一下，其内容是相同的。因此笔者怀疑《本草纲目》的"草麻绳索"一药，是抄《肘后方》治大腹水病的方子，误注出处为"时珍"。那么"草麻绳索"究竟是什么东西？

笔者在1950年重辑《肘后方》时，偶尔在《医心方》卷十治水瘕方第四看到一个方子："范汪方治水瘕病……久病则瘕坚有虾蟆鳖，治之方：萆麻熟成好者廿枚，去皮，杯中研令熟，不用捣，水解得三合，宿不食，清旦一顿服尽，日中许，当吐下清黄水如葵汁。当囊结裹若病不尽，却三日更增服卅枚萆麻如上法。若病故复不尽，复增十枚服如上法，其以尽病为限。药但去病，不令人闷乱，下病之后，慎不可饮，当五日断饮。"《外台秘要》卷20水瘕方所引文同。

观此方，出自晋代名医范汪方，范汪方治水

癞病用的是萆麻熟成好者，其用法及治法与《肘后方》《本草纲目》的萆麻绳索用法相同。疑萆麻绳索即萆麻纯熟之误。

按萆麻子作药用，方书最早记载为晋代《范汪方》。本草书最早记载为《新修本草》。

《新修本草》卷十一蓖麻子条云："味甘、辛，平，有小毒。主水癥，水研二十枚服之，吐恶沫，加至三十枚，三日一服，差则止。"

《证类本草》卷11草部下品之下蓖麻子条，引文同《唐本草》。又《证类本草》萆麻子条附方下引《外台秘要》云："治水气，取萆麻子去皮，研令熟，水解得三合，清旦一顿服之尽，日中当下青黄水。"

《本草纲目》卷17草部蓖麻子条，在主治中引《唐本草》云："水癥。以水研二十枚服之，吐恶沫，加至三十枚，三日一服，瘥则止。"同时在附方中引《外台秘要》云："水气胀满，蓖麻子仁研，水解得三合。清旦一顿服尽，日中当下青黄水也。或云壮人止可服五粒。"

从上述资料来看，蓖麻，《外台秘要》《医心方》作萆麻，萆、草字形相近传抄时极易舛错。宋以前书的传播，都是靠手工抄写的。所以

《肘后方》传抄误蓖麻为草麻。明代李时珍不知《肘后方》中"草麻绳熟"由"草麻纯熟"之舛误而来，遂立"草麻绳索"一条，而纯字与绳字易误，熟字与索字谐音相近也易舛错。其实《本草纲目》卷17草部已有蓖麻一条。所以《本草纲目》服器部所出草麻绳索一条纯属误解，似可删去。

四、刘衡如本《本草纲目》的体例创新

《本草纲目》1897味药物的排列是井然有序的，从一定意义上讲，这个顺序的排定是李时珍卓然超出前贤的关键所在。在卷1"神农本经名例"的细注中李时珍说"今则通合古今诸家之药，析为十六部。当分者分，当并者并，当移者移，当增者增。不分三品，唯逐各部。物以类从，目随纲举……虽旧章似乎剖析，而支脉更觉分明。"他把这1897味中药分为16部60类，凡例中说："一十六部为纲，六十类为目，各以类从……首以水、火，次之以土，水、火为万物之先，土为万物母也。次之以金石，从土也。次之以草、谷、菜、果、木，从微至巨也。次之以服器，从草、木也。次之以虫、鳞、介、禽、兽，

终之以人，从贱至贵也。"体现着从无机到有机，从低等到高等的进化思想。

《本草纲目》命名的原因大而言之是"十六部为纲、六十类为目"之谓。小而言之，一药之内"但标其纲，而附列其目。如标龙为纲，而齿、角、骨、脑、胎、涎皆列为目；标粱为纲，而赤、黄粱米皆列为目"（语出"凡例"）之谓也。

刘衡如先生校点本《本草纲目》对于有"目"与无"目"之药在编排体例的处理上有着严格的区别。经初步校检《纲目》中有"目"之药（分解部位，如龙之用齿、角、骨、胎，或分别种类，如粱之用赤、黄粱米之类）凡500余味，其余近1400味中药在《纲目》中主要收录一个药用部位或种类。在校点本《本草纲目》中，用药部位单一（A）和分解部分用药（B）的基本格式如下表所示。（表2）

表2 校点本《本草纲目》用药部位与分解部分用药格式对比表

A（单一，1400味弱）	B（分解，500味强）
【释名】	【释名】
【集解】	【集解】

续表

A（单一，1400味弱）	B（分解，500味强）
【正误】	【正误】
【修治】	××[释名][气味] [主治][发明][附方]
【气味】	
【主治】	××[修治][气味] [主治][附方]
【发明】	
【附方】	××[气味][主治]
【附录】	【附录】

在A（单一）情况下，各项细目分段排列且用黑括号予以重点提示。

在B（分解）情况下为整体服务的"释名""集解"（它如"发明""附方"或"正误""修治"都有为整体而设的情况）及"附录"等也分段排列，并用黑括号。但具体到每一药用部位或药物种类所辖诸细目（此间细目多寡不一）则排为一段，并取消黑括号。能如此看《本草纲目》，则"纲"与"目"均落到实处：整体为纲，局部为目；总称为纲，分类为目。纲目分明，纲举目张。

占原书1/4强，500余味的B类（分解）药物的14%（约70味）并不遵守上述B类药物的格式，而更像A类（单一）药物的格式。如卷18防己条

【释名】【集解】【修治】【气味】【主治】【发明】【附方】均分段排版并有黑括号标志。而末有"实〔主治〕脱肛。焙研，煎饮代茶。肘后"13字；卷16甘蓝条【释名】【集解】【气味】【主治】均分段排版并有黑括号标志。而末有"子[主治]人多睡。思邈"字。一药之中出现2个或2个以上的"主治"一定是分解部位用药，却不用B类（分解）的格式，严格来说是刘衡如本《本草纲目》体例之失。

在刘衡如校点本《本草纲目》中另有5味药物属于A类（用药部位单一）的情况却使用了B类（分解部位用药）的格式，它们分别是0121赤铜（卷8）、0230食盐（卷11）、0646落雁木（卷18）、1245荬荬（卷35）、1754慈乌（卷49）。

可以指出的是，刘山永新校注本《本草纲目》对上述5种药味，除"食盐"外，其余4药的排版格式都进行了"纲药"格式的改进。

以上主要从《本草纲目》所收药物本身的特点（是单一用药还是分解用药）来论述校点本《本草纲目》的体例特点（包括段落起止，括号粗细等）。充分体现了校点本《本草纲目》体例的严谨性。

事实上《本草纲目》全书"标名为纲，列事为目"（卷1"历代诸家本草·本草纲目"语）的体例为李时珍所首创。下面再从药物正名与9项细目之间的相对关系，来看一看校点本《本草纲目》的版式特点。

《本草纲目》卷1"神农本经名例"的细注中李时珍特意点出："每药标一总名，正大纲也。大书气味、主治，正小纲也，分注释名、集解、发明，详其目也。而辨疑、正误、附录附之，备其体也。单方又附于其末，详其用也。"

由此语观之，"附方"殿尾、"附录"前置的格式当是李时珍旧稿之例。

在刘衡如校点本《本草纲目》中大、小二纲的内容也用黑体大字排版，而其余分注、体用的内容则一律排为小字宋体。如此则字体大小、笔墨浓淡对比鲜明，使其版式更加清爽宜人。总之，刘衡如先生校点本《本草纲目》不但有着详密精审的校注，而且体例严谨、版式清爽。刘衡如校点本《本草纲目》的这种排版方式，虽然是受此前诸木刻本影响而来。但由于江西本并未将此种体例一以贯之地坚持下来，所以，刘衡如校点本的上述排版调整更是一种体例创新。

五、《本草纲目》"枫乳香"药名初考

2004年1月12日赵怀舟为尚志钧《吴氏本草经》辑校本所写代跋之文"观其户寂若无人，披其帷其人斯在——记尚志钧先生的本草人生"时提到"枫乳香"一药的思考。其文略曰：偶然看到《本草纲目·降真香》中有"痈疽恶毒：番降末，枫、乳香，等分为丸，熏之，去恶气甚妙。集简方"一方。按以上常见的标点法，一般认为，此方由降真香、枫香、乳香3味药组成。然而，此处的"枫"和"乳香"之间似乎不应点断，理由：第一，如果方中有3味药，那么前后2味用全称、中间1味用简称，文法上有失均衡；第二，《本草纲目·枫香脂》中曾说："枫香、松脂皆可乱乳香，其功虽次于乳香，而亦仿佛不远。"存在着把"枫香"叫作"枫乳香"的形态和功能上的基础；第三，若将"乳香"和功用仿佛不远的"枫香"在同一首方剂中等分使用，医理上有失简约。因此，推测"枫乳香"是"枫香"的一种别称。这仅是彼时读书的一时思考，此后2009年湖南省溆浦县卫生学校王林生先生撰文指出上述推导过程的不合理之处。王林生先生

《枫乳香药名辨及行解一词释》一文（《中医文献杂志》2009年第4期，40~41页）中指出："历代本草及方书中，从未见有将枫香称作枫乳香的。枫香常见的别名有白胶香、胶香、枫香脂、枫脂等。枫香是枫香树的树脂，乳香是乳香树等植物的油树脂，前者是金缕梅科植物，后者属橄榄科。""又将枫香和乳香两味药缩写作'枫、乳香'。因这两味药名都是两个字，且后一香字相同，完全可以缩写，不会致误。""所谓相须，指两种功效相类似的药物配合使用，可起协同作用而提高疗效。枫、乳香配用的药方……早在宋代张锐编的《鸡峰普济方》22卷所载的'白胶香膏'（见1987年上海科技版，321页）就是由乳香、白胶香（枫香）、沥青3味药组成治折伤的方剂。"上述论证解说均是非常公允可从的。枫香树和乳香树不是同一科属植物，现代研究论证已非常明确；临床处方中常见"谷麦芽""煅龙牡"等缩省写法，皆为二药并列，亦不会致误；古今处方中相须配伍也是最为常见的药物伍用方式。这些论证细节皆是应当汲取的佳善之处。唯有一点，可再做申论。

笔者指出，《本草纲目·枫香脂》中曾说：

"枫香、松脂皆可乱乳香，其功虽次于乳香，而亦仿佛不远。"存在着把"枫香"叫作"枫乳香"的形态和功能上的基础。时珍讨论枫香、松脂与乳香相乱，是从药物（饮片）形态和功能角度来说的，并不是有意牵混枫香、松树、乳香树的科属区别。

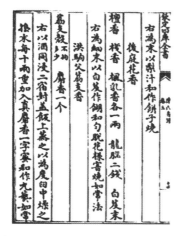

图15　《陈氏香谱》（四库本）枫乳香用例

宋·陈敬《陈氏香谱》卷三记载："后庭花香：檀香、栈香、枫乳香各一两，龙脑二钱，白及末。右为细末，以白及作糊和匀，脱花样窨烧如常法。"（图15）该香方中较早使用了"枫乳香"的提法。必须承认，目前这个提法似仅此一见，仍属孤证。从较为严格的意义上来看，《陈氏香谱》也不属于本草或方书，所以医药书中是否存在"枫乳香"一说还需再做留意。

另外，《陈氏香谱》卷二记载："假笃耨香：枫香乳、栈香、檀香、生香各一两，官桂、丁香随意入。右为粗末，蜜和。冷湿瓷盒，封窨月余，可烧。"笔者以为，所谓"枫香乳""枫乳香"在《陈氏香谱》中皆是枫香脂、枫香、白胶香的别称。

六、李时珍和仲景小续命汤

清人汪昂曾说："小续命汤……通治六经中风，㖞邪不遂，语言謇涩及刚柔二痉。亦治厥阴风湿……此方今人罕用，然古今风方，多从此方损益为治。"成书于明万历六年（公元1578年）的李时珍《本草纲目》强调了对小续命汤的灵活应用和加减化裁，在一定程度上拓展了它的使用范围。不仅可以治疗筋脉拘挛、言语不利之中风病，而且脚肿面肿、水泄痔血以及风湿腰腿痛等证，也能举一反三，用此方巧妙施治。比如：

《本草纲目·神农本经名例》中说："有人年六十，脚肿生疮，忽食猪肉，不安。医以药下之，稍愈。时出外，中风汗出，头面暴肿，起紫黑色，多睡，耳轮上有浮泡小疮，黄汁出，乃与小续命汤倍加羌活服之，遂愈。"《本草纲目·麻黄》中说："一锦衣夏月饮酒达旦，病水泄，数日不止，水谷直出。服分利消导升提诸药则反剧。时珍诊之，脉浮而缓，大肠下弩，复发痔血。此因肉食生冷茶水过杂，抑遏阳气在下，木盛土衰，《素问》所谓'久风成飧泄'也。法当升之扬之。遂以小续命汤投之，一服而愈。"《本草纲目·白龙须》发明中说："凡男妇风湿腰腿痛，先服小续命汤及渗湿汤后，乃服此。"《本草纲目·寒号虫》附方中引《奇效方》"中风瘫痪，追魂散……每服二钱，热酒调下，日一服。继服小续命汤"云云。

但《本草纲目·神农本经名例》中关于此方出处的判断却耐人寻味。其文曰："有人年五十四，素羸，多中寒，小年常服生硫黄数斤，近服菟丝有效。脉左上二部、右下二部弦紧有力。五七年来，病右手足筋急拘挛，言语稍迟。遂与仲景小续命汤，加薏苡仁一两以治筋急，减黄芩、人参、芍药各半以避中寒，杏仁只用一百五枚。后云：尚觉大冷。因尽去人参、芩、芍，加当归一两半，遂安。小续命汤今人多用，不能逐证加减，遂至危殆，故举以为例。"

虽然以上引文中明确写出了"仲景小续命汤"6字，并且提供了"杏仁只用一百五枚"的细节（笔者曾请山西省中医药研究院门诊中药房的同志细心挑出不同批次的药用杏仁完整者各210瓣，以当古之105枚，分别称重，得33克、33克、35克三组结果）。但仍有必要对此进行深入考察。众所周知，《金匮要略》中只有（大）续命汤而无小续命汤。依仲景大小青龙汤、大小柴胡汤、大小承气汤、大小建中汤、大小陷胸汤、大小半夏汤诸方大小相对而设的旨趣，仲景书中的确应当有小续命汤存焉。若真能找到并证实"仲景小续命汤"的存在及指归，这将是一件很有意义的事。

1. 《金匮要略》中仅有（大）续命汤

今本张仲景书中以"续命"为名的处方：《金匮要略方论·中风历节病脉证并治第五》之附方："《古今录验》续命汤治中风痱，身体不能自收，口不能言，冒昧不知痛处，或拘急不得转侧。姚云：与大续命同，兼治妇人产后去血者及老人小儿。

麻黄　桂枝　当归　人参　石膏　干姜　甘草各三两　芎劳一两　杏仁四十枚

上九味，以水一斗，煮取四升，温服一升，当小汗，薄覆脊，凭几坐，汗出则愈。不汗，更服，无所禁，勿当风。并治但伏不得卧，咳逆上气，面目浮肿。"

按：《古今录验》续命汤是林亿等人以《外台秘要卷十四·风痱方三首》的第3首辑录而出的："又续命汤，治中风痱，身体不能自收，口不能言，冒昧不知人，不知痛处，或拘急不得转侧。姚云：与大续命同，兼疗产妇大去血者，及老人小儿方。

甘草炙　桂心　当归　人参　石膏（碎绵裹）　干姜各二两　麻黄三两去节　芎劳一两　杏仁四十枚，去皮尖两仁

上九味，㕮咀，以水一斗，煮取四升，服一升，当小汗，薄覆脊，凭几坐，汗出则愈。不更服，无所禁，勿当风。并疗但伏不得卧，咳逆上气，面目洪肿。忌海藻、菘菜、生葱。《范汪方》主病及用水升数煮取多少并同。汪云：'是仲景方，本欠两味'。"《备急千金要方卷八·诸风第二》的第7方与之雷同。其文曰：

"大续命汤治与前大续命汤同，宜产妇及老小等方：

麻黄　芎䓖各三两　干姜　石膏　人参　当归　桂心　甘草各一两　杏仁四十枚

上九味，㕮咀，以水一斗，煮取三升，分三服。《外台》名续命汤。范汪同云：'是张仲景方，本欠两味'。"

以上证据清楚地表明，今本《金匮要略》中只有续命汤或者准确一些说是大续命汤，而缺小续命汤。并且这首（大）续命汤也是林亿等人在得到确实证据的基础上予以辑补的。

2. 《纲目》所引小续命汤药味考

前已证明今传仲景诸书中并无小续命汤，那么以上《本草纲目》引文中出现的"仲景小续命汤"到底是由哪些药味组成的呢？从其"减黄芩、人参、芍药各半以避中寒，杏仁只用一百五枚"的论述中我们只能得到方中必有芩、芍、参、杏的部分结论。

进一步研究的初步结论是此处所说的"仲景小续命汤"其实是《备急千金要方卷八·诸风第二》的第1方。其原文如下：

"小续命汤治猝中风欲死，身体缓急，口目

不正，舌强不能语，奄奄忽忽，神情闷乱，诸风服之皆验，不虚方令人：

麻黄　防己（《崔氏》《外台》不用，防己）　人参　黄芩　桂心　甘草　芍药　芎劳　杏仁各一两　附子一枚　防风一两半　生姜五两

上十二味，㕮咀，以水一斗二升，先煮麻黄三沸，去沫，内诸药煮取三升，分三服甚良。不瘥更合三四剂必佳。取汗随人风轻重虚实也。有人脚弱，服此方至六七剂得瘥。有风疹家天阴节变辄合服之，可以防喑。一本云：恍惚者加茯神、远志；如骨节烦疼，本有热者去附子倍芍药。《小品》《千金翼》同。"

《千金翼方卷十七·中风第一》卷首即是本方，唯无主治一栏；《外台秘要卷十四·卒中风方七首》的第 3 首"《崔氏》小续命汤"即是本方，并且主治栏中明确说"出小品"。唯方中无防己。

《小品方》中收录此方的直接证据在《医心方卷三·治一切风病方第二》中，此节的第 4 首方即"《小品方》小续命汤"。唯方中无杏仁。

笔者认定李时珍引文中"仲景小续命汤"即

是上方的理由十分简单。第一，此方12味中有黄芩、人参、芍药、杏仁等药。第二，依据李时珍在其他地方提供的该方方注来判断。

李时珍在《本草纲目·薏苡》中说："古方小续命汤注云：中风筋急拘挛，语迟脉弦者，加薏苡仁，亦扶脾抑肝之义。"李时珍所说的"古方小续命汤注"云云出现在《普济方·中风》卷八十八的第12方"加减续命汤一名小续命汤。出《济生方》"中。朱橚所著的《普济方》一书大约成书于明·洪武二十三年（公元1390年）。顺便指出，这个现象从另一个角度印证了任应秋先生在《中医各家学说》中"李时珍《本草纲目》所附的方，采自《普济》的特多"论断的正确性（任应秋先生从直接引用中统计，此处提供间接引用的例证）。当然在任应秋先生之前纪昀在《四库全书提要》中也说过"李时珍《本草纲目》采录其方（指《普济方》）至多"的话。《普济方》卷八十八该方主治一栏作："治中风不省人事，渐觉半身不遂，口眼㖞斜，手足颤掉，语言謇涩，肢体痿痹，神情昏乱，头目眩重，痰涎并多，筋脉拘挛，不能屈伸，骨节烦疼，不得转侧。亦治脚气弱缓热久，服之瘥。有病风人，每遇天色阴晦，节候变更，宜预常服不可缺，以防喑哑。"与《太平惠民和剂局方》卷一所载约略相同，而与《小品方》《千金要方》不完全相同。但在药味方面除了较《千金要方》所引多"枣二枚"以外其余完全相同。需要说明的是，诸如《千金》《外台》等唐时方书中所反映出的古人以"续命"为名的方剂不止一首，其方药物组成并不完全相同，而与李时珍所引《普济方》中的小续命汤最相符合的即如上文所示。更为重要的是成书于明初的《普济方》该方的加减法小注竟然与小续命汤在《本草纲目》薏苡仁[发明]条下所述和卷一"序例"中治疗54岁的"筋急语迟案"两处在形式上极为近似。其文曰："筋急拘挛，语迟脉弦，加薏苡仁以治筋急。加人参、黄芩、芍药以避中寒，服后稍轻，再加当归痊愈。"云云。如此惊人的"一致"不应当是巧合，而是李时珍确有所本。因此，可以认定李时珍所认为的"仲景小续命汤"或者说"古方小续命汤"的方药组成就是与《普济方》卷八十八相同的，其实初见于《千金方》的——麻黄、防己、人参、黄芩、桂心、甘草、芍药、芎䓖、杏仁、附子、防风、生姜等十二味药。如果按照

《普济方》给出的线索进一步追溯，我们发现成书于宋宝祐癸丑1253年的《济生方》小续命汤的主治、药量与《小品方》《千金要方》基本一致，只是煎煮法中的"生姜七片，枣二枚"为异也。由此观之《普济方》在引用《济生方》资料时对其内容尤其是"主治"和"加减"两栏在博览群书的基础上是进行了较大调整和充实的。

3. 小续命汤疑非出于仲景辨

虽然小续命汤早在南北朝时期陈延之的《经方小品》中已被引用，位于《千金要方》和《千金翼方》相关内容篇、卷之首，且小续命汤因为中风病"真中"与"类中"之辨而经历浮沉，颇具影响。但这并不意味着它就一定就是仲景之方。

实际上，李时珍在《本草纲目卷一·神农本经名例》中所列的两个小续命汤病例均转引自北宋医家寇宗奭《本草衍义·序例下》一文。成书于北宋政和六年（公元1116年）的《本草衍义》，现在较好的本子是1990年人民卫生出版社出版的颜正华、常章富、黄幼群等的点校本。与《本草衍义》的原文相比《本草纲目》中的确存在着个别字句及行文顺序的不同，但除了将第一个病案的年龄61岁误引作60岁外，其主旨大意基本上是忠实于原文的。这也进一步证明《普济方》所引本方方注 "加人参、黄芩、芍药以避中寒" 中的 "加" 字本作 "减"，经后人妄改以致误。

现在我们可以对 "仲景小续命汤" 一说的来龙去脉做一简要概括。首先由北宋政和年间的医家寇宗奭在其《本草衍义序例》中第一次提出。其次是明初朱橚在《普济方》中把寇宗奭的验案以处方加减注文的形式予以保留。最后是明末李时珍在《本草纲目》中加以引用。

需要特别指出的是李时珍在《本草纲目·薏苡》中间接引用《普济方》的注文资料时仅仅说 "古方小续命汤" 云云，没有像直接引用寇氏医案时那样抄录 "仲景小续命汤" 了。这说明李时珍在确知此方远早于《济生方》的同时，并没有遽然认定此方必出仲景，因此，笼统地用 "古方" 二字以代之。李时珍此处的做法是严谨的，对前人的结论在没有证实之前应当敢于怀疑。现在，我们仍然没有确切的资料来证明寇氏结论正确与否。因此，虽然《金匮要略》中有大续命汤存在，但小续命汤是否出于仲景的命题仍需存疑和待考。

《〈本草纲目〉入门导读》跋

"《〈本草纲目〉入门导读》的编撰"是山西省中医药研究院中医基础理论研究所张恒主任领衔完成的2018山西省研究生教育改革课题。课题编号：2018JG89。该课题旨在以简易通俗的语言引导初学者掌握《本草纲目》的读书门径。

我们知道《本草纲目》是中医从业者耳熟能详的一部经典巨著，掌握这部书的撰述体例、内容梗概，了解这部书的学术价值、临床意义固然是入门导读的应有之义。但是课题组成员认为，让读者真正产生兴趣、产生意愿去认真学习、揣摩这部本草学术著作才是引入门径的关键所在。

如果认为一部书，前人已经不断研习，似乎已无拓展空间，从而放弃对它的进一步学习和研究。这种做法，并不值得提倡。尤其对于经典著作，这种看法更是无益和片面的。经典著作经历了历史的选择，保存了历史的积淀和古人的智慧，具有历久弥新的时代意义。

2023年12月20日本书编辑东山造访，提议我为本书做一篇跋文，再总结介绍一下学习《本草纲目》的方法和意义所在。笔者愿意在这里首先介绍一部内部交流的读物，并且希望它早日正式刊行，成为研习《本草纲目》的学术津梁。

一、通过《李时珍生平年表》强调"读其书且知其人"的治学方法

这部小册子就是吴佐忻编著的《李时珍生平年表》，此书2017年5月内部出版，由上海文喻实业有限公司承印。这部书只有64页，字体也较小，是名副其实的内部印行小册子。李时珍（1518—1593），字东璧，号濒湖。享年76岁。《李时珍生平年表》则从1518年（明武宗正德十三年·戊寅），李时珍一岁时开始，基本逐年（阙9、29、31、41、52、67~69、71岁内容）介绍到1593年（万历二十一年·癸巳），七十六岁。每条之下介绍该年之内与李时珍相关的历史事件和书著、人物等内容。正文纪录，文字简练，医事细节，为之注释。时珍殁后，记录1597

年（万历二十五年·丁酉）、1602年（万历三十年·壬寅）、1627年（明熹宗天启七年·丁卯）三个年份之事，以终其篇。

1596年12月19日-1597年1月17日（万历二十四年十一月），建元骑马进京，于1596年12月30日（十一月甲辰）向明神宗进献《本草纲目》和《遗表》。1597年1月5日（十一月十八日），明神宗批："书留览，礼部知道，钦此。"焦竑（1572—1646/1647）编成《国史经籍志》，其书卷四（下）著录："《本草纲目》五十二卷 李时珍"，是最早著录《本草纲目》的公家书目。1627年6月9日（四月壬戌），李树初升为山西按察司副使，分司雁平道。9月19日（八月十一），天启帝卒；10月2日（八月二十四），崇祯帝登基。树初在崇祯帝登基（终天启七年，崇祯帝未改元）不久得到"推恩"，为他的生父建中、嗣父建木分别请赠中宪大夫、山西按察司副使。10月（八、九月），蕲州地方政府在东门外，为李氏四贤立"六朝文献 两镇干城"坊。

刘家和《治史为何须从目录学入手》一文指出："众所周知，治史须从目录学入手。以往治中国史者在撰文以前通常都会查阅《四库全书总目提要》《四库全书简明目录》或《书目答问》等书，从中了解有哪些人撰写的哪些书是在自己所撰论著范围之内，然后翻阅并用卡片记下自己所需材料，在撰文时加以征引。这样的做法不是不对，可是未必精准，有时征引之文竟为断章取义。作为20世纪蜚声海内外的史学家，陈垣先生的方法与此不同，他要求'读其书且知其人'。这对于今天治史仍有重要启发。读其书且知其人，这样的要求有来由吗？孟子说：'一乡之善士斯友一乡之善士，一国之善士斯友一国之善士，天下之善士斯友天下之善士。以友天下之善士为未足，又尚论古之人。颂其诗，读其书，不知其人，可乎？是以论其世也，是尚友也。'这就是说，大凡善士或优秀学者，从共时性的层面而言，需要也能够与一乡、一国、天下之善士或优秀学者对话和交流；从历时性层面而言，需要也能够与历史上的善士或优秀学者对话和交流。而与古人对话和交流，则唯有颂其诗、读其书；颂其诗、读其书，则必论其世而知其人。这样读书，与翻检个人一时所需材料，完全是两种不同的治学路径，其效果亦必不同。"

笔者以为，吴佐忻先生为深入研究《本草纲

目》而编著的《李时珍生平年表》正是陈垣先生所提倡的"读其书且知其人"努力与尝试。吴佐忻先生的工作，让学问与学人之间的传承脉络，变得清晰可睹，的确是学问进阶的必由之路。举例而言，《李时珍生平年表》在"1561年（嘉靖四十年·辛酉），四十四岁"条下指出："王象晋出生。象晋山东新城（今淄博恒台）人，字荩臣，号康宇。万历（1573—1619）进士，官至浙江右布政使。著有《二如亭群芳谱》（约于1624—1627成书）、《秦张诗余》《清寤斋欣赏编》等。《群芳谱·药谱》的内容主要源自《本草纲目》（湖北本），其他诸谱中有关医药的内容大部分也源自《本草纲目》（除《天谱》《岁谱》外）。""1571年（隆庆五年·辛未），五十四岁"条下指出："陆之枂《证治本草》十四卷刊行。之枂桐城（今属安徽安庆）人，号一航老人，曾任太医。隆庆年间（1567—1572）前后在世。……时珍在《本草纲目·凡例》和《本草纲目·序例·引据古今医家书目》中提到和著录《证治本草》，但撰人姓氏误作'祝氏'。"吴佐忻先生通过撰述《生平年表》的方式，将与李时珍共时且有学术联系的学者、著述脉络加以梳理提示。使读者更加具体地体会到李时珍撰述《本草纲目》时参研著作的细节，也了解了《本草纲目》某个版本对后世某位学者的影响和发挥的作用。这是"辨章学术、考镜源流"的真实工夫，值得后学效法。

二、通过"牡鸹矢中美枣肌"的考证重温学习《本草纲目》的意义

赵怀舟、王小芸、袁开惠，2021年12月4日在复旦大学出土文献与古文字研究中心网站发表《荆州胡家草场医方木牍用药的可能性推测》一文（图16）。此文可以印证《本草纲目》解决实际问题的现实意义。其文大略内容如下：

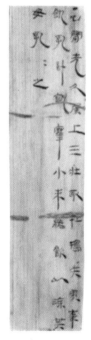

2021年8月，《荆州胡家草场西汉简牍选粹》一书出版，其中收载一则医方。经过诸多学者接力释读考证，其文字基本顺通。笔者

图16　胡家草场医方木牍

依据个人理解对其释文、标点略做调整如下：

已聞（癇）：先久（灸）屄（尾）上三壮，取牡搗〈鵲〉矢（屎）美枣飢〈肌〉，乳汁孰（熟）摩（磨），小未能歓（饮），以涂（塗）其母乳=（乳乳）之。①其中"搗"字段祯《胡家草场木牍医方校释》一文认为此字当作"鵲"，并引《玉篇》《说文》等书，认为"鵲"当解作喜鹊。笔者认为将"搗"释作"鵲"可从，但解作喜鹊恐有误，似当解作雁。下面对此略做讨论。

1. 文中"鵲"当作"雁"解

1.1 "鵲"作"雁"解的本草学依据：

《本草纲目·雁》指出："雁《本经·上品》【释名】鸿（《诗经》）。〔时珍曰〕按《禽经》云：鵝以水言，自北而南。鶀以山言，自南而北。张华注云：鵝鶀并音雁。冬则适南，集于水干，故字从干；春则向北，集于山岸，故字从斥。小者曰雁，大者曰鸿。鸿，大也。多集江渚，故从江。《梵书》谓之僧娑。"上文是本草著作中雁可作鵝、鶀的明确证据。

我们知道，中药的不同取材部位（目药）

---

① 原文主要研究内容为古文字，故在文中适当保留繁体字与异体字，不为误。

之间拥有较为接近的功效是一种较为常见的现象。举例而言，《新修本草·白鹅膏》记载："（鹅）毛灰，主噎。"《中华本草·鹅血》记载："（鹅血）主治噎膈反胃。"说明鹅的不同取材部位鹅毛、鹅血均可治噎。鹅血治噎的记载虽然晚出，但其临床疗效却是被反复验证的，毋庸置疑。用同样的方法我们还可证明鹅毛、鹅血均可治疗射工水毒等等。换言之，同样一味中药的不同目药之间有可能拥有同样的功效。我们在相关本草书中很方便找到雁的目药（雁毛）治疗小儿痫的证据，举例而言，《本草纲目·雁》记载："毛〔主治〕喉下白毛，疗小儿痫有效（苏恭）。自落翎毛，小儿佩之，辟惊痫（《日华》）。"在同书鹊下，我们却找不到与痫相关的论说。基于此，笔者倾向于认为"鸠"宜作"雁"解。

1.2 "鸠"作"雁"解的民俗学依据：

周琦、李志芳先生在《荆州胡家草场西汉墓医方木牍"已痫方"初探》一文中，解释"牡鸠矢"时引入一个非常有趣的民俗学依据，即姑获鸟引发小儿痫证的记载。《备急千金要方·少小婴孺方上·客忤第四》引述："《玄中记》云：

天下有女鸟，名曰姑获（《肘后》《子母秘录》作乌获），一名天帝女，一名隐飞鸟，一名夜行游女，又名钓星鬼，喜以阴雨夜过飞鸣，徘徊人村里，唤得来者是也。鸟淳雌无雄，不产，阴气毒化生。喜落毛羽于人中庭，置儿衣中，便令儿作痫，病必死，即化为其儿也。是以小儿生至十岁，衣被不可露，七八月尤忌。"上述情形并不除外包含了一定的医学色彩，飞鸟的羽毛、粪便可能携带某种病原体，小儿易感若致脑炎、脑膜炎，则可见高热、惊痫、搐逆等症，甚则死亡。

周琦、李志芳先生对于这个古人深信不疑的小儿致痫之由的主对方法分析得十分果断，其文曰："姑获鸟是'纯雌无雄，不产，阴气毒化生'的'女鸟'，要制衡这种雌鸟的阴气，需用雄鸟或阳鸟之物。"上述结论从文化、民俗或者神化的角度来说是非常朴素、确实的。《新修本草·雁肪》明确记载："夫雁为阳鸟，冬则南翔，而夏则北徂。"因此，从民俗学角度讲，亦不除外"牡搗矢"即"牡雁矢"的可能性。雁天寒则自北而南，止于湖南衡阳，天暖则自南而北，归于代县雁门。湖北荆州并未出此范围，因此在荆州发现的医方木椟中出现雁矢也并非绝无可能。

2. 牡捣矢枣肌不宜作两药解

沈澍农先生曾撰文指出："在该方上下文中，'飢'字非取其常义，'飢'当通'肌'。'美枣肌'当连读，即好的枣肉。"沈先生的这一结论是正确的。然其文进一步指出："本方用法为取某种鸟屎，加枣肉、乳汁同研，以饲痫病小儿。"可能还是存有一点点疑问的。笔者认为，胡家草场M12医方木牍中"取牡捣〈鴞〉矢（屎）美枣飢〈肌〉"不宜断读为某种鸟屎和枣肉两种药物，而是作为一药理解更合理些。换言之，原文"牡捣〈鴞〉矢（屎）美枣飢〈肌〉"中当脱失一"中"字。如果将这个药名写完整，宜作"牡捣〈鴞〉矢（屎）〈中〉美枣飢〈肌〉"。诚然，在未见到更好的证据之前，上述标点修改或补字操作仅是一种未经证实的可能解决方案而已。下面论证这种可能性或许存在的理由。

2.1 早期治痫方用单味药之例：

我们有理由相信，越是早期的处方，其思路越单纯，用药越简洁。就以痫病为例，即使在存世文献中我们亦可看到许多单方治疗的用例。

宋·不著撰者《小儿卫生总微论方·治五

藏五畜痫方》记载："治肝病犬痫：伏日取犬齿，水磨汁服。又方：取犬额骨为末服。治心病羊痫：三月三日，取羊齿，水磨汁服。又云心病马痫：取马齿，水磨汁服。又方：取马毛烧灰为末，水服。（一云马蹄）治脾病牛痫：取牛齿，水磨服，乌牛齿最佳。又方：取白牛屎中豆服之。又方：烧蹄末服。又方：取牛鼻中木，烧灰服。治肺病鸡痫：取白鸡脑，水调服。治肾病猪痫：五月五日，取猪齿，水磨汁服。又方：取猪乳服。"

诸犬、羊、马、牛、猪五畜之痫均可取对应五畜之齿磨汁为治，若某畜（禽）无齿或齿不易得，则取其脑、取其额骨，或取其毛、其蹄、其乳，甚或牛屎中豆、牛鼻中木亦可，总要皆是直指病因，借以溯源赋形之物。

基于此，笔者倾向于认为所谓"牡搗〈鴰〉矢（屎）美枣飢〈肌〉"与上所举"牛屎中豆""牛鼻中木"等物略相雷同，或许真有一定的药效作用，而出发点却是相当朴素和原始的取类比象之法。因此，鸟矢中枣肌（笔者的一位师友称之为"鸟矢中褐"）大概不是取其矫味的作用，而仍是针对病因而寻求的一种与牡雁紧密相关的、古人认为有驱除疫鬼作用的某种循源赋形之物。它虽然具备发展成为典型药物的性气味走注关键等诸多潜质，但创方之初仍然显示较为浓厚的巫术色彩。

2.2　省略"中"字的中药例证：

如果认为"牡搗〈鵎〉矢（屎）美枣飢〈肌〉"中省略了一个"中"字，最好是找到一些例证来说明确有此种情况的发生。那么，在日常用语中省略"中"字的情形并不罕见，如笼鸟池鱼、镜花水月等等俯拾即是。《五十二病方》中曾经出现"杏核中人"一药，《神农本草经》中作"杏核仁（人）"，亦其例也。它如梅核（中）人、李核（中）人、桃核（中）人、枣核（中）人等等中药名中省却"中"字的例子不一而足。

笔者在晚近一些的文献中，也找到一些省却"中"字的中药例证。比如，《本草纲目·百病主治·血汗》记载："黄犊脐中屎（九窍四肢指歧间血出，乃暴怒所致，烧末水服方寸匕，日五次）。"同书出现相同药名时作"黄犊子脐屎"，省却了"中"字。《本草纲目·百病主治·痘疮》记载："狼屎中骨（烧灰，水服）、貀皮（同狼屎骨，烧灰，水服）。"从上下文对比可知，貀皮下的"狼屎骨"即上文的"狼屎中骨"。尽管如此，医书中的例子尚嫌不足，希望读者继续留意，以期将这种现象较为完整地揭示出来。

小结

荆州有雁，自古而然。清·光绪六年《荆州府志·物产》依然记载："羽之属：鹤（古称江陵泽中多有鹤，今亦稀矣）……天鹅、鹈鸫（一名雪姑）、桑扈、鹗、鹧鸪、鹈、鹰、鴈（以上《县志》）。"文中"鴈"即"雁"字。关于枣的分布，曲泽洲、武元苏曾撰文指出："鉴于在湖南的马王堆以及湖北的江陵墓和随县曾侯墓等的出土文物中均发现了棘果和棘核，并已证实这些出土的棘，均是现代的栽培枣，这就说明湖南、湖北等省枣的栽培历史已早达3000年以上。因此，过去单纯依据古文献记载，所提的认为黄河峡谷及其下流地区为枣的栽培中心的说法，现在则感到不够全面，应改为在我国历史上，南北各地均有枣的分布并开始栽培……从现有的资料来看，枣是属于泛热带的树种，原产于热带或亚热带，是由南向北推移的。"如果曲氏所言不谬，则在荆州发现的西汉简牍中出现"雁矢中枣肌"就不足为奇了。

主要利用《本草纲目》中的记载，我们初步证明了"鴈"宜作"雁"解，证明了某些药名中的"中"字可以省略。古人云：学无止境，或许《本草纲目》没有给出治疗所有疾病的所有方药，也没有给出解决所有疑问的现成答案。但通过对《本草纲目》的不断研读与温习，这部卷帙浩大、包罗万象的经典著作一定会在探索治病方药、解决本草疑难的过程提供有力的学术支撑。

本书成书非常仓促，在行文中对于前贤结论多有称引、借鉴，书末一并致谢！举例而言，尚志钧、任何《〈本草纲目〉金陵初刻本校注》书末所附《本草纲目》版本源流综述；《本草纲目》新增药品出处分析；《本草纲目》断句失误二则；《本草纲目》"草麻绳索"考释等篇章，在征得尚元藕女士同意之后几乎全文征引。刘衡如、刘山永、钱超尘、郑金生《〈本草纲目〉研究》书后，郑金生"走进中医药的'金谷园'——《本草纲目》导读"的观点亦多所参考。

山西省中医药研究院中医基础理论研究所
赵怀舟于东山科教园区2024年元月11日

图书在版编目（CIP）数据

《本草纲目》入门导读 / 张恒，王小芸主编 . — 太原：山西科学技术出版社，2024.5
ISBN 978-7-5377-6397-4

Ⅰ . ①本… Ⅱ . ①张… ②王… Ⅲ . ①《本草纲目》
—研究 Ⅳ . ① R281.3

中国国家版本馆 CIP 数据核字（2024）第 073020 号

《本草纲目》入门导读
BENCAO GANGMU RUMEN DAODU

出 版 人	阎文凯
主　　编	张　恒　王小芸
责 任 编 辑	王　璇
封 面 设 计	吕雁军

出 版 发 行	山西出版传媒集团·山西科学技术出版社
	地址：太原市建设南路 21 号　邮编：030012
编辑部电话	0351-4922135
发行部电话	0351-4922121
经　　销	各地新华书店
印　　刷	山西海德印务有限公司

开　　本	880mm×1230mm　　1/32
印　　张	6.75
字　　数	160 千字
版　　次	2024 年 5 月第 1 版
印　　次	2024 年 5 月山西第 1 次印刷
书　　号	ISBN 978-7-5377-6397-4
定　　价	32.00 元